Stanislaus Klemm

Reden ist Silber – Hören ist Gold

Stanislaus Klemm

Reden ist Silber – Hören ist Gold

Das »Hör-Buch«

Geistkirch

ISBN 978-3-938889-62-6

www.geistkirch.de

1. Auflage 2015

Verlag: Geistkirch-Verlag, Saarbrücken
Titelmotiv: Der Ammonit – Symbol für die Hörschnecke.
Foto: Stanislaus Klemm
Titelgestaltung: Florian Brunner, Saarbrücken
Satz und Layout: Harald Hoos, Landau
Printed in Germany

Den Mitarbeiterinnen und Mitarbeitern
der Telefonseelsorge
und allen gewidmet,
die gut zuhören können.

Inhalt

IV
HÖR-BILDER

V
HÖR-TEXTE

VI
LITERATURVERZEICHNIS

I

Einleitung

»wer Ohren hat zu hören, der höre …«

MATTH 11,15

Erinnern Sie sich auch noch daran, wann Sie in letzter Zeit bestimmte Worte gehört oder bestimmte Texte gelesen haben, die Sie in ganz besonderer Weise haben aufhorchen lassen oder die Sie besonders nachdenklich gemacht haben? Ich denke dabei an einen Satz, den ich zufällig und eher beiläufig auf einem alten Bildkalender entdeckte: »Achte auf das feine, unaufhörliche Geräusch. Es ist die Stille. Horche auf das, was man hört, wenn man nichts mehr vernimmt!« (Paul Valéry)*. Dieses Zitat hat mich lange verfolgt. Ich musste es immer und immer wieder nachlesen. Es hat mich sehr nachdenklich gemacht, »aufhorchen« lassen und motiviert, einmal etwas intensiver über das »Hören« nachzudenken, mir Zeit zu nehmen, um den vielen Gedanken etwas näher nachzugehen, die sich aus diesem Thema ergeben. Diese Gedanken haben dann letzten Endes den Stoff dazu geliefert, dieses Buch zu schreiben, ein Buch über das Hören.

»Reden ist Silber, Hören ist Gold«.

Der Schweizer Journalist Walter Ludin präzisiert diesen Satz noch, wenn er sagt: »Reden ist Silber, Zuhören ist Gold.«* Hier werden zwei Dinge »kostbar« angesehen, Silber und Gold, es wird aber auch eine Wertung vollzogen, Gold ist kostbarer als Silber. Alles, was wir mit diesen beiden Kostbarkeiten in Verbindung setzen, unterliegt auch dieser Wertung. So ist uns eine Verbindung in besonderer Weise bereits bekannt, wenn wir sagen: »Reden ist Silber, Schweigen ist Gold.« Es bedeutet, wie wichtig, wie kostbar beides ist: das Sprechen und das Schweigen in unserem Alltag. Es soll aber auch gleichzeitig daran erinnert werden, dass in den meisten Fällen – so sagt uns zumindest die Erfahrung, die Weisheit, die Klugheit – ein »Schweigen« oft besser, angemessener und wertvoller für uns gewesen wäre, hätten wir nicht alles einfach nur zerredet, sondern lieber still in uns aufgenommen. So wie Reden und Schweigen zueinander stehen, wie sie beide menschliche Kostbarkeiten darstellen, so erhöht sich in vielen Lebenssituationen allerdings der Wert des Schweigens, das uns offensichtlich schwerer fällt, schwieriger von der Hand bzw. vom Munde geht, daher also seltener und somit wertvoller werden kann. Andererseits kann die Gleichung: »Schweigen ist Gold« in manchen Situationen auch total umkippen, in solchen Situationen nämlich, in denen es darauf ankommt, dass wir »Farbe bekennen«, »den Mund aufmachen« müssen, Stellung beziehen oder unsere Meinung sagen müssen. Hier wäre Schweigen noch nicht einmal Silber wert, in dieser Situation wäre es allenfalls billiges Blech.

In scheinbar ähnlicher Beziehung stehen auch die beiden Begriffe: Reden (Silber) und Hören (Gold). Silber und Gold, beides seltene, kostbare, glänzende Metalle, klingen in dieser Aufzählung zunächst wieder gleichberechtigt und stehen für Seltenheit, Kostbarkeit und Wertigkeit. Bei näherem Hinsehen allerdings und bei genauer Prüfung stellt sich jedoch schnell wieder heraus, dass wir mit Gold eine Stufe höher gehen, was den Wert angeht. So könnte man die menschliche Kommunikation, die Sprache, den kostbaren Silberschmuck unserer Wahrnehmung, gewissermaßen das »Tafelsilber« nennen, das man tunlichst nicht »versilbern« sollte, denn es würde uns verarmen lassen in einem Leben ohne Sprache, ohne Mitteilung. Gäbe es aber nicht das Wunderwerk des Hörens, so hätten wir nichts von dieser großen Welt der Klänge und Worte. Erst der Raum des Hörens lässt uns das Reden wahrnehmen, entfalten, erblühen und Früchte bringen. Gemessen an diesem Silberschatz vermag uns das Hören die Welt der Sprache erst ermöglichen, lässt sie uns genießen und bewahren, sie kann sie gewissermaßen »vergolden«. »Reden ist Silber, Hören ist Gold«, das klingt so ähnlich wie jene Vermutung: Hören ist nicht alles (es gibt ja noch das Reden), aber ohne Hören ist alles (auch das Reden) nichts. Unsere Welt ohne Reden ist allerdings eine stumme Welt, wenn auch keine taubstumme Welt. Wer nicht reden kann, kann sich nicht mitteilen, kann nicht auf Wichtiges hinweisen, kann nicht erklären, sich ausdrücken, unterhalten, ansprechen, es sei denn mit Gebärden, Schreiben, Zeichnen und Malen und durch die Sprache der Berührung. Aber was nützt es, wenn ich rede, aber keiner kann mich hören?

Das Hören hingegen kann nicht nur das Reden »ermöglichen«, sondern ist außerdem unsere Heimat für die Welt der Töne, der Klänge, der Geräusche, der Musik und der Rhythmen, aber auch die Welt der Orientierung im Raum.

Das lateinische Wort für Ohr: »auris« kann man vom Klang her mit »aurum« assoziieren, was »Gold« bedeutet. So möchte uns jenes biblische Wort einen deutlichen Hinweis geben auf die Notwendigkeit, dieses Hören nicht gering zu schätzen, sondern die große Chance wahrzunehmen, die es für uns bieten kann. »Wer Ohren hat zu hören, der höre ...« MATTH 11,15 Unser Leben und insbesondere unsere Welt des Glaubens ist geradezu auf das Hören hin ausgelegt. Es ist »goldwert«, auch weil es weiß Gott nicht einfach ist. Im Gegenteil. Es erfordert oft unendlich viel Geduld, auch ein großes Maß an Selbstaufgabe, Selbstzurücknahme, indem man sich nicht wie beim Reden in den Mittelpunkt stellt, sondern etwas mit sich machen lässt, indem man sich jemand anderem, nämlich Gott selbst, hingibt, sich ihm anvertraut, sich ihm öffnet und sich von ihm beschenken lässt. »Der Glaube kommt vom Hören.« RÖM 10,17 Der einflussreichste Theologe des 20. Jahrhunderts, Karl Rahner, gibt einem seiner Bücher den Titel: »Hörer des Wortes«. Auf seinem Totenzettel sehen wir, wie er eine Hand an sein Ohr hält, um gewissermaßen seine Ohrmuschel noch zu vergrößern, um noch mehr und noch tiefer hören, hinein hören zu können. Dieses Hören, dieses Eintauchen in den Raum des Unendlichen, ist noch weitaus kostbarer als Gold.

In einer lauten und lärmenden Welt mit ihrem sich täglich anhäufenden Hörmüll ist es geradezu eine Notwendigkeit, einmal wieder inne zu halten, sich wieder dem »goldenen« Schatz unseres Hörens zuzuwenden, angesichts seiner Fähigkeiten und Möglichkeiten wieder staunen zu lernen, seinen Wert wieder angemessen einzuschätzen, zu pflegen, zu gestalten und zu schulen. So möchte dieses Buch, eine kleine Schule des Hörens, diesem Ziel dienen, um wieder auf etwas neugierig zu werden, das uns die Welt des Klangs schenkt: unser Gehör. Der bekannte Musikjournalist und Produzent J. E. Berendt nennt eines seiner wichtigsten Bücher »Die Welt ist Klang«.

Besonders in meiner langjährigen Beratungsarbeit in der Telefonseelsorge konnte ich auf sehr lebendige Weise erfahren, wie wichtig und wertvoll ein Ohr sein kann, das einen Menschen in seiner Not wahrnehmen und begleiten kann. Ich konnte verstehen lernen, wie notwendig es sein kann, ein Ohr zu finden, in das hinein man jammern und klagen kann. Ich durfte mit der Zeit lernen, wie wichtig es sein kann, all das hören zu können, was der andere mir sagt, aber wie wichtig es auch sein kann, auch auf das hören zu lernen, was der andere mir nicht sagt. Auch das lässt sich hören, man braucht dazu allerdings ein »feines Ohr«. Dem anderen gut zuhören zu können, wurde ebenso wichtig wie auch jenes Hören, was dabei in mir selbst aufsteigt, Gefühle, Stimmungen, Widersprüche und Warnungen. Hören wird so kein passives Aufnehmen, Ablegen oder Loswerden von Problemen, Leid oder Schmerzen, sondern eine lebendige Kommunikation zwischen der Stimme des anderen und meiner eigenen inneren Stimme. Das Ohr der Telefonseelsorge ist also keine Art »Mülltonne«, die passiv alles schluckt, sondern ein Kommunikationsinstrument, ein Austauschinstrument zwischen dem oder der Ratsuchenden und dem Berater, der Beraterin. Immer wenn dies gelingt, »stimmt« es, im (Er-)leben wie auch im (Er-)Lösen. So möchte dieses Buch dazu beitragen, dass einige Leserinnen und Leser über das Hören neben »Altem« nicht nur »Neues« hören, sondern vor allen Dingen »Altes« wieder »neu« hören zu lernen.

II

Unsere Ohren

»Im Anfang war das Wort ...«, so lesen oder so hören wir es im Johannesevangelium (JOH 1,1). Am Anfang aller Schöpfung steht der »Logos«, das »Wort Gottes«, der Anfang, der Beginn, der Ursprung, die Quelle, die Schöpferkraft, der Hintergrund der Welt, der Boden allen Seins oder wie wir es sonst noch ausdrücken mögen. Um die Bedeutung dieser Urbotschaft noch zu betonen, heißt es bei Johannes weiter: »Alles ist durch es geworden, und ohne es ward auch nicht eines, das geworden ist.« (JOH 1,3). Diese biblische Botschaft hat wohl oft Pate gestanden, wenn Menschen darüber nachdachten, wie alles Wichtige in ihrem Leben angefangen hat, was den entscheidenden Impuls, was der kreative Punkt, was die notwendige Anfangsbedingung einer Entwicklung oder einer Errungenschaft ist. Da gibt es Bücher- und Filmtitel wie: »Am Anfang war das Licht ... am Anfang war das Feuer ... am Anfang war das Chaos ... am Anfang war die Liebe ...« usw. Wenn man über das Leben der meisten Wissenschaftler Nachforschungen anstellt, so könnte man sagen: »Am Anfang war das Staunen.« Am Anfang ihrer großen Karriere stand oft eine bestimmte Eigenschaft, die man mit »Neugierde« dem Forschungsgegenstand gegenüber bezeichnen könnte. Der griechische Philosoph Sokrates nannte es »das Staunen«, das am Beginn aller Weisheit steht. Es ist eine Haltung, die sowohl Interesse, Engagement, Lust als auch die Bereitschaft umfasst, nicht mit vorgefasster Meinung, mit Vorurteilen an die Dinge heranzugehen, sondern mit Bescheidenheit, Neugierde, Offenheit und Unvoreingenommenheit. Ein Wissender bleibt immer ein Staunender und ein Staunender möchte immer mehr wissen.

Ein staunender Mensch fühlt sich als ein beschenkter Mensch. Ein beschenkter Mensch wird zum denkenden, zum dankenden Menschen. Staunen und Wissen sind Geschwister. Aus dieser Erwägung heraus sollte auch am Anfang unserer Beschäftigung mit dem Hören unser Staunen stehen, das uns bewegt, uns auch ein gewisses Maß an notwendigem Wissen anzueignen, das notwendig ist, diesen wunderbaren Vorgang des Hörens besser zu verstehen und damit besser hegen und pflegen zu können.

Zugegeben, dieser Teil des Buches, der die physischen / physiologischen Hörvorgänge beschreibt, könnte sich – obwohl er schon sehr komprimiert und relativ kurz gefasst wurde – für manche Leser und Leserinnen doch spontan zu »theoretisch«, »langatmig« und »ermüdend« erweisen. Es ist deshalb nicht zwingend erforderlich, Kapitel II zuerst ausführlich zu lesen, bevor man sich an die anderen Kapitel des Buches (III bis IV) wendet. Diese sind auch ohne den vorausgehenden Informationsteil durchaus verständlich. Dieser Teil könnte auch immer wieder gewissermaßen als »Nachschlage-Kapitel« herangezogen werden, falls man sich mehr sachbezogene Informationen wünscht. Gleichwohl sei die aufmerksame Lektüre dieses Teils empfohlen, um sich auch nur eine ungefähre Vorstellung darüber machen zu können, welche bewundernswerte Umwandlungen und Stationen der Vorgang unseres »Hörens« durchläuft.

1. Im Meer der Klänge

Wenn wir im Sommer an einem großen Weizenfeld stehen und über die Ähren schauen, dann drängt sich gleich ein bekanntes Bild auf, die Vorstellung von einem Meer. Wenn Joseph von Eichendorff in seiner »Mondnacht« diese Vorstellung beschreibt, heißt es: »Die Luft ging durch die Felder, die Ähren wogten sacht, es rauschten leis´ die Wälder, so sternklar war die Nacht.« Die wogenden Ähren, die Luft, das Rauschen können ein Gefühl erzeugen, als ob wir wie auf einem Meer hin und her bewegt werden. Jede Ähre, von der Luft berührt, sendet eine kleine Schall-«welle« aus und jede Welle erzeugt in unserem Ohr einen Ton. Unser Hörvorgang hat in der Tat sehr viel mit dem Vorgang eines Fließens zu tun, mit Wellen, mit »Ebbe und Flut«.

»Man sieht manchmal etwas hundertmal, tausendmal, bevor man es zum ersten Mal richtig sieht.« Diese bekannte Erfahrung von Christian Morgenstern, die jeder von uns in seinem Leben machen wird, lässt sich sicherlich nicht nur auf den Sinnesbereich unserer Augen beziehen, sondern umfasst auch den ebenso wichtigen, wenn nicht sogar noch wichtigeren Sinneskanal des Hörens. Auch hier machen wir oft die Erfahrung, dass wir über irgendeinen Satz stolpern, über seine Botschaft erstaunt sind, uns über seine Aussage wundern, obschon wir bei näherer Überlegung davon überzeugt sind, den Satz schon oft gehört zu haben. Aber »so« haben wir ihn vielleicht noch nie gehört, obwohl er sich weder in der Grammatik noch in der Aussage verändert hat. Geändert hat sich dabei eher die Situation, in die hinein er gesprochen wurde, verändert hat sich vielleicht ein »Unterton«, der uns stutzig gemacht hat, oder es war einfach unsere Aufmerksamkeit, die in diesem Moment bewusster als sonst unseren Hörsinn geschärft hat. Irgendetwas hat unser Ohr plötzlich stolpern lassen, hat es aus dem Tritt, aus dem »Trott« gebracht. So, wie wir gelegentlich manche Dinge in einem »neuen Licht« sehen, hören wir manche Aussagen in einem »neuen Ton«. In der Tat ist es erst »der Ton, der die Musik macht«. Dann wundern wir uns über uns selbst, wie wir so manche Dinge einfach überhören können. Wir sind erstaunt über unsere Routine, die uns taub gemacht hat gegenüber einer Botschaft, die wir »eigentlich« hätten hören müssen, weil sie uns angeht, oder weil wir sie brauchen. Aber wir haben sie einfach nicht gehört, sie ging unter in der Geräuschkulisse, die täglich unsere Ohren durchdringt.

Auf der einen Seite erscheint uns das als eine höchst sinnvolle Sache, dass sich unser Gehör nur ein paar Tropfen aus diesem Meer der Klänge und Töne genehmigt. Wir würden ja verrückt werden, wenn wir all das bewusst und aufmerksam anhören müssten, was unsere Ohrmuscheln alles auch nur in einer Sekunde einfangen. Eine Auslese ist also notwendig und sinnvoll. Und dennoch entgeht uns dabei gelegentlich manches Goldkörnchen, es erreicht nicht unseren Erfahrungsschatz, wird mit der nächsten Hörwelle weggespült.

Schwemmsand und Gewöhnung

Diese Erfahrung des Wegspülens, des Vergessens, bezieht sich nicht nur auf einzelne Inhalte unseres Hörens, die von unserer Unaufmerksamkeit aufgesogen werden, sie lässt sich auch generell auf den Vorgang des Hörens selbst anwenden. An manchen Tagen hören wir so viel, müssen unsere Ohren acht Stunden und länger einer bestimmten Aufgabe zur Verfügung stellen, dass es eine Wohltat ist, nach Feierabend »abzuschalten«, nichts mehr hören zu müssen, auszuruhen, leer zu werden. Aber selbst dann schaufeln wir uns manchmal voll mit allerlei Hörmüll, Freizeitlärm oder können nicht umhin, uns darüber hinaus auch noch private Sorgen und Probleme anhören zu müssen. Unsere Ohren werden müde und träge. Es macht keinen Spaß mehr zu hören, wir entwickeln »Hörallergien«, bekommen »akustische Schwielen« und erleben am Ende womöglich einen so genannten »Hörsturz«. Unsere Ohren sind schon sehr geplagte, geforderte und oft überforderte Sinnesorgane, und wen wundert es, wenn manche von uns am liebsten jene Gefährten des sagenhaften Odysseus nachahmen würden, die sich der Sage nach ihre Ohren mit Wachs zuklebten, um nicht den tödlich verlockenden Tönen der »hinreißend« schönen Sirenen ausgeliefert sein zu müssen. Wenn sich die Freizeit- und Werbeindustrie noch ein wenig mehr anstrengt – und das wird sie tun – werden wir über kurz oder lang auf ähnliche Hilfsmittel zurückgreifen müssen, um am »Leben« zu bleiben.

Wohl denen, die sich gelegentlich den »Luxus« erlauben, in die Stille zu gehen, die Ruhe zu suchen, zu schweigen, um das Hören wieder zu lernen. Leider ist es oft der Fall, dass wir vor »lauter« Hören vom Hören nichts mehr hören wollen. So wie im Sport brauchen wir auch für unsere Ohren eine so genannte »Auszeit«, eine Gelegenheit , inne zu halten, zu verschnaufen, neu zu überlegen, zu planen, zu sortieren, sich zu sammeln und zu regenerieren. In einer solchen Auszeit könnten wir uns einmal die Zeit nehmen, über das Hören selbst nachzudenken, könnten uns wieder der vielen Wunder gewahr werden, die sich in jedem Sekundenbruchteil unseres Hörvorgangs ereignen; wir könnten wieder staunen lernen über jene phantastische Fähigkeit, hören zu können. Was ereignet sich eigentlich, wenn wir hören? Was hat sich die Evolution des Lebens alles einfallen lassen, um uns eine solche Möglichkeit zur Verfügung zu stellen? Was spielt da alles eine Rolle in diesem äußerst komplexen Vorgang, den wir so beiläufig als »hören« bezeichnen? Im Folgenden soll diesen Fragen ein wenig nachgegangen werden.

2. Die Odyssee einer Botschaft

Wenn man ein Ganzes in viele kleine Einzelteile zerlegt, so lässt sich auf der einen Seite bewundernd feststellen, in welcher Reichhaltigkeit es zusammengesetzt ist, auf der anderen Seite verliert man den Blick für das Gesamtbild, die Gestalt. Dies trifft ganz besonders auf ein Kunstwerk zu, das »aus-ein-ander-ge-nommen«, analysiert und detailliert betrachtet wird. Leicht verliert man dadurch die »Seele« des Kunstwerks aus dem Blick oder aus dem Gehör. Auch unser Hörvorgang ist ein solches Gesamtkunstwerk, zusammengefügt aus vielen grandiosen Einzelkunststücken (»Kunststückchen«) der Natur. Als gut funktionierendes Ganzes, als alltägliches Wahrnehmungsgeschehen ist es uns so vertraut und selbstverständlich geworden, dass wir eher in Gefahr geraten, die vielen wunderbaren und erstaunlichen Hörschritte aus dem Blick oder Gehör fallen zu lassen. So möchte denn auch der folgende Versuch, sich das »Hören« noch einmal in kleineren Schritten bewusst zu machen, diesem Ziel dienen, wieder mehr die Details zu würdigen, die das Leben beinahe liebevoll eingerichtet hat, damit wir »hören«, damit wir unsichtbare Brücken schlagen können zu allen Menschen, die unseren Lebensweg kreuzen. Dieses sich noch einmal Bewusstmachen muss natürlich nicht strengen wissenschaftlichen Anspruch besitzen; es soll also kein Text für Hals-, Nasen- und Ohrenärzte sein, aber er soll durchaus die vielen notwendigen Details unseres Hörvorgangs wenigstens dem Ansatz nach würdigen, um die komplexen Umwandlungsvorgänge deutlich werden zu lassen.

Die Mitteilung

Stellen wir uns einmal folgende Situation vor Augen, oder genauer gesagt »vor Ohren«. An einem milden Sommernachmittag sitzen zwei Menschen nebeneinander auf einer Wiese, halten sich an den Händen und schauen sich verliebt in die Augen. Der junge Mann und das Mädchen spüren ganz deutlich ihre gegenseitige Zuneigung, Sympathie, Zärtlichkeit und das Gefühl ihrer Zusammengehörigkeit. Ihre Augen, ihre Hände, ihre Nasen, die Haut, alles, sogar die Luft, die sie einatmen, drücken ohne Worte dieses große Gefühl der Liebe aus. Und dennoch, irgendetwas, ja ein entscheidendes Ereignis scheint noch zu fehlen: eine Botschaft, die jeder der beiden Liebenden unbedingt hören möchte, hören will, vielleicht sogar hören muss. Es ist ein Satz, der dieses Gefühl der Zuneigung vor der Flüchtigkeit des Augenblicks retten kann, ein Satz, der das Gefühl der Liebe gewissermaßen vollendet und krönt. Gemeint ist der Satz:

»Ich liebe Dich.«

Es ist schon eine spannende Sache, diesem Satz einmal ein wenig nachzugehen, nicht wegen seinem Inhalt, seiner Ursache oder seiner Bedeutung, sondern wegen seiner langen Wegstrecke, die er zurücklegt, bis er von der Person gehört wird, für die er empfunden und ausgesprochen wurde. Obwohl der Satz – gerade ausgesprochen – fast im gleichen Augenblick gehört wird, legt diese Botschaft einen langen und schwierigen Weg zurück, bis sie der oder die Angesprochene hört, ihrer ge-»wahr« wird und entzückt in sie einzutauchen versucht. Dabei können wir hier die ohnehin komplizierte Strecke bereits voraussetzen, die dieser Satz schon zurückgelegt hat, bevor der eigentliche Hörvorgang beginnt. »Ich liebe Dich« – von allen Sinnen zusammengetragen, im »Herzen« empfunden, als mitteilungsbedürftig erkannt, dem Gehirn in Auftrag gegeben, über Nervenbahnen an alle beteiligten Sprachwerkzeuge mitgeteilt, öffnet sich der Mund, und in diesem Augenblick beginnt das große Abenteuer des Hörens.

Der Schall

Da gilt es also eine Botschaft zu übermitteln, die aus drei Worten und gewissermaßen aus zwei »Leertasten« besteht: »Ich – liebe – Dich.« Die Natur braucht dazu Stoff und Werkzeug, sie braucht etwas, das gestaltet werden kann und etwas, was gestaltet, ein Medium und ein Instrument, einen Reiz und einen Reizweg. Die für das Hören adäquaten Reize sind Schallwellen, langwellige (»longitudinale«) Schwingungen, rhythmische Druckwellen oder Druckschwankungen in der Luft. Sie entstehen, wenn eine bestimmte Schallquelle, zum Beispiel die Metallmoleküle einer angeschlagenen und dadurch in Schwingung geratenen Stimmgabel die Luftmoleküle der Umgebung anstoßen und ein Stück wegdrängen, diese wiederum die nächsten Luftmoleküle ... usw. Es entsteht so eine unsichtbare und für uns zunächst unhörbare Energie, eine Schallwelle, die sich in der Materie, vor allem in der Luft weiterpflanzt, indem sich die Luft periodisch in bestimmte Muster verdichtet und wiederum verdünnt. »Um den Vorgang der Wellenbewegung besser zu verstehen, stellen wir uns eine Reihe von Eisenbahnwagen auf einem Gleis vor. Die Lokomotive stößt nun an den ersten Wagen. Dieser Wagen gibt den Stoß, der von der Lokomotive ausgeht, weiter, erschüttert die ganze Wagenreihe so, wie die Kompressionsfront der Luft oder ein anderes Schall leitendes Medium. Bei diesem Vorgang wandert also Energie in Form eines Anstoßes von einem Ende der Wagenreihe bis ans andere. Der Anstoß ist eine Kraft, die etwas in Bewegung setzt ... Mit dem Stoß der Lokomotive, der sich durch alle Wagen fortsetzt, kann man die Wirkung der Kompressionsfront in der Schallwelle vergleichen.«[1]

Was hier mit »Kompressionsfront« ausgedrückt ist, bezeichnet den Vorgang der Luftverdichtung. Auch die alternierende Luftverdünnung lässt sich mit dem Bild eines Zuges veranschaulichen. »Die Lokomotive ist jetzt an den Zug gekoppelt und fährt an. Die einzelnen Wagen sind nicht starr aneinander befestigt; die Kupplungen sind elastisch mit den Wagen verbunden. Beim Anfahren bewegt sich zunächst nur der erste Wagen ein Stück nach vorn und der Zwischenraum zwischen dem ersten und zweiten Eisenbahnwagen vergrößert sich etwas. Die elastische Kupplung zieht dann den zweiten Wagen nach vorn und gleicht damit den Abstand zwischen den beiden ersten Wagen wieder aus. Jetzt ist aber der Abstand zwischen dem zweiten und dritten Wagen etwas größer geworden – wenigstens für einen kurzen Augenblick. Die kurzzeitige Vergrößerung des Abstandes zwischen den Wagen setzt sich ebenfalls durch die ganze Wagenreihe fort.«[2]

Ohne die Luft gäbe es für uns kein Hören. Im luftleeren Raum des Weltalls würden wir ohne Raumanzug und Sprechfunk keine Silbe von dem hören können, was wir uns wohl wild gestikulierend zurufen würden. Wer schon einmal eine Explosion in unmittelbarer Nähe erlebt hat, der weiß, welche Kraft diese für uns unsichtbaren Luft- und Schallwellen auslösen und welche Schäden sie anrichten können. Beim Vorgang der Laut- und Tonerzeugung benutzt die Natur die gleichen Kräfte, wenn auch nicht in so gewalttätiger Form. Im »Werkzeugver-

---

[1] M. L. KEEN, Die Welt des Schalls, Reihe: Was ist das?, Bd. 28, Hamburg 1964, S. 10

[2] ebd., S. 10

bund« von Lunge, Kehlkopf, Stimmbändern (der eigentlichen Schallquelle), Nasenrachenraum, Gaumen, Zunge, Zähnen und Lippen werden Luftsäulen so zusammengedrückt, verformt und geformt, dass Schallwellen, so genannte »Schallbilder« entstehen. Dabei spielt in der Luft eine bestimmte Lageveränderung der beteiligten Masseteilchen eine Rolle, die sich in eine bestimmte Richtung weiterpflanzen. Die Luftteilchen, das Transportsystem des Schalls, geraten in ein rhythmisches »Schwingen«. Je häufiger sie in einer Sekunde schwingen, desto höher benennen wir ihre »Frequenz« (die Häufigkeit der Schwingung pro Sekunde). Diese wird nach dem deutschen Physiker Heinrich Hertz in der Maßeinheit »Hertz« (Hz) gemessen. Das dabei registrierte Ausmaß der Luftverschiebung heißt Schalldruck. Je höher dieser Schalldruck ist, desto größer ist die Schwingungsweite, auch »Amplitude« genannt. Man misst sie physikalisch in Mikrobar oder vom psychologischen Hörerleben her in Lautstärkewerten wie Phonstärke (phon) oder Dezibel (dB). Wir werden später noch einmal näher darauf eingehen. Schallfrequenz und Schallamplitude machen eine Schallwelle aus, die sich dann im Schallraum weiterbewegt.

Wir erinnern uns: elektrische und mechanische Impulse haben die Muskeln unserer Sprachwerkzeuge sich so bewegen lassen, dass sich unsere Botschaft in ganz bestimmte Schallwellen umgewandelt hat. Sie ist also gewissermaßen eingepackt in ein Schallpaket, das wir zur Post bringen, damit es von dort aus weiter transportiert und zum Empfänger gelangen kann. Unser Satz – ein Schallpaket – besteht eigentlich aus fünf kleineren Päckchen. Drei sind gefüllt:

»Ich« ( ) »liebe« ( )«dich«

und zwei Päckchen sind leer, in denen kein Schallbild vorhanden ist. Sie haben die Funktion wie die Leertaste bei der Schreibmaschine, die einzelnen Worte voneinander zu trennen und damit die Gesamtbotschaft des Satzes verstehbar zu machen.

Das Außenohr

Unsere Botschaft: »Ich liebe Dich« zieht nun als eine Ganzheit von Schallwellen zunächst durch den hörlosen Raum. Sie wurde zu einem abstrakten Muster periodischer Luftverdichtung und Luftverdünnung, das nun auf Wanderschaft geschickt wird. Ungehört würde sich diese Schallserie in der Unendlichkeit des Raumes verlieren, besäßen wir nicht das wunderbare Organ »Ohr«. Unsere Lippen formen sich bei der Aussprache dieses Wortes »Ohr« zu einer runden Öffnung und deuten damit symbolisch an, dass unser Ohr ein Instrument des Aufnehmens, des Empfangens darstellt. Dieses hochkomplizierte Wahrnehmungsorgan, in Außen-, Mittel- und Innenohr unterteilt, bringt es fertig, jegliche Botschaften, die da durch den Äther schwingen, aufzufangen, zu verstärken, mehrfach umzuwandeln und als wohlgeordnete Elektroimpulse an unser Gehirn weiterzuleiten, das dann in noch weitaus komplizierteren Vorgängen aus diesem Blitzgewitter elektrischer Impulse in unserem Bewusstsein das Hörerlebnis werden lässt.

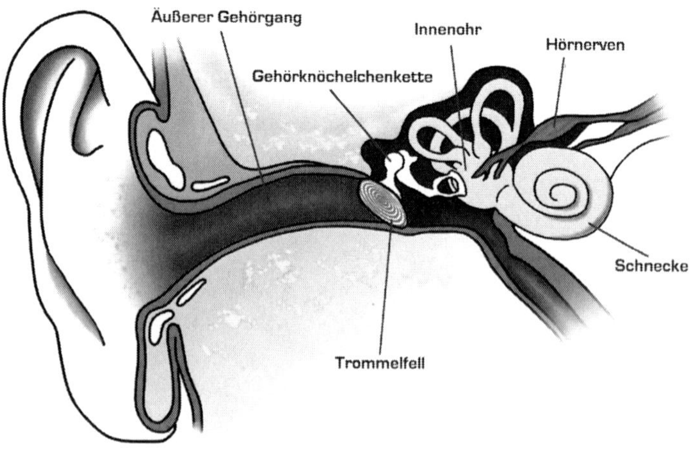

Grafik 1: Ohraufbau: Außenohr, Mittelohr und Innenohr (IG Nachtflugverbot Leipzig/Halle e.V.)

Die Außenseite dieses Organs, die so genannten »Ohrmuscheln« links und rechts an den Seiten unseres Kopfes sorgen dafür, dass die Schallwellen aufgefangen und dann in unser Inneres geleitet werden können. Wie Radarschüsseln drehen wir sie mit jeder Kopfbewegung in die Richtung, aus der die Botschaften auf uns zukommen. Unsere Ohrmuscheln selbst können sich nicht so wie bei fast allen Säugetieren hin und her bewegen, wenngleich manche Menschen noch als Restfähigkeit mit ihren Ohren etwas wackeln können. Jedoch das wunderbare Spiel der Ohrmuscheln oder der »Lauscher«, wie wir es etwa bei den Pferden beobachten können, vermissen wir beim Menschen. Mit jeder Kopfbewegung drehen wir unsere »Wahrnehmungsschüsseln« auf Empfang. Warum wir diesen Schall auffangenden Apparat gerade »Ohrmuschel« nennen, mag wohl neben der äußeren Form auch an ein Erlebnis erinnern, das wir vielleicht als Kind hatten, wenn wir eine Muschel an unser Ohr drückten, um staunend das geheimnisvolle Meeresrauschen wahrzunehmen. So deutet schon der sichtbare Teil unserer beiden Ohren wie zwei geöffnete Muschelschalen symbolisch darauf hin, dass sich in ihrem Innern ein Prozess ereignet, bei dem sich am Ende wie bei der Muschel so etwas wie eine wunderbare Perle herauskristallisiert, die Perle des Hörens.

Die Schallwellen mit der versteckten Botschaft, »Ich liebe Dich«, werden also von den beiden Ohrmuscheln nach dem Trichterprinzip aufgefangen und durch den etwa 3,5 cm langen, leicht gekrümmten Gehörgang weitergeleitet bis zum so genannten »Trommelfell«, dem Abschluss des äußeren Ohres. Der Gehörgang ist mit Ohrenschmalz eingefettet, das wie ein Säureschutzmantel die Haut des Gehörgangs schützt. Es ist bakterienabweisend und nimmt sowohl Hautschüppchen und ausgefallene Härchen und Verunreinigungen auf. Durch unsere Kaubewegungen wird das Schmalz immer wieder ein kleines Stückchen nach außen transportiert. Es reinigt sich also selbst und darf nicht mit Wattestäbchen oder anderen spitzen Gegenständen entfernt werden. Das Ohrenschmalz würde dabei immer noch tiefer in den Gehörgang hinein geschoben und die Gefahr, das Trommelfell zu verletzen, wäre sehr groß. Dieses »Fell«, ein elastisches, perlmuttgrau glänzendes und straff gespanntes, mit zartesten Äderchen durchzogenes Häutchen, eher eine steife trichterförmig geformte Membran, die das Außenohr vom Mittelohr wasser- und luftdicht abschließt, kommt beim Auftreffen der jeweiligen Schallwellen ins Schwingen und zwar mit der Frequenz der jeweils auftretenden Welle. Eigentlich hat das »Trommelfell« nichts mit einer Trommel zu tun, im Gegenteil. Wenn man die Membran einer Trommel schlägt, erzeugt sie Töne. Beim Trommelfell ist es eher umgekehrt, hier werden alle Töne, die vom Gehörgang kommen, auf dieses Häutchen geleitet und regen es so an zum Schwingen. »Die Empfindlichkeit dieses Apparates (man hört das Summen einer Mücke in 7 m Entfernung!) ist so hoch, dass im optimalen Hörbereich eine Lageveränderung des Trommelfells um neunmilliardstel cm (das ist weniger als der Durchmesser eines Wasserstoffatoms: achthundertmillionstel cm) bereits als ein akustischer Reiz aufgenommen wird. Der Energiebedarf des Ohres ist damit noch kleiner als der des Gesichtssinnes ...; eine auch nur geringfügige Steigerung seiner Sensitivität wäre jedoch völlig unzweckmäßig, da wir in diesem Falle die Wärmebewegung der Moleküle in der Luft hören würden.«[3]

Jeder, der sich einmal vom Ohrenarzt den Gehörgang hat säubern lassen, wird gespürt haben, wie die Wasserstrahlen der kleinen Ohrdusche am Trommelfell wahre Gewittergeräusche auslösen. Das Trommelfell schwingt dabei als starre Masse um eine Achse, die an seinem oberen Rand liegt. Das Organ selber hat eine Eigenschwingung von etwa 2000 Hz. Wenn es selbst schwingt, entspricht dies einem Ton, den wir bei der Orgel als »gedackte Pfeife« kennen. Wenn das Trommelfell bei 2000 Hz selber ans Schwingen kommt, kann es sich nicht noch um fremde Schwingungen »kümmern«. Dann hört es auf, als Ganzes zu reagieren, das heißt, dass dann die Übertragung der Schallenergie jäh abnimmt. An die Stelle der ausfallenden Luftleitung tritt dann die so genannte Knochenleitung, das heißt: unsere Schädelkno-

---

[3] P. R. HOFSTÄTTER, Psychologie, Frankfurt 1971, S. 128

chen übernehmen dann die weitere Schallübertragung, eine in einzelnen Details noch nicht genauer erforschte Wirkweise. Das Trommelfell ist also bestens für die Übertragung solcher Schallwellen geeignet, die unter dieser Schwingungszahl 2 000 Hertz liegen. Wenn wir bedenken, dass unsere menschliche Sprache im Schwingungsbereich von 80 bis etwa 600 Hertz liegt, so kann unser Satz »Ich liebe Dich« bestens weitergeleitet werden. Das sensible Organ schwingt mit, »fühlt« gewissermaßen mit, zeigt eine »einfühlsame« Reaktion und ist die Nahtstelle für die nächste Umwandlung. Warum man dieses Häutchen gerade »Trommelfell« nennt, ergibt sich sicherlich aus der Vorstellung, dass ein ständiger Strom an Schallwellen pausenlos auf diese feine Wand prasselt und trommelt. Man fühlt sich sofort an die Anfänge menschlicher Nachrichtenübertragung erinnert, wenn Botschaften mittels fellbespannter Trommeln durch riesige Urwälder weitergeleitet und entschlüsselt werden konnten. Menschen verwenden immer wieder »Erfindungen«, für die unsere Natur schon lange das Patentrecht besitzt.

Das Mittelohr

Hier werden die Schwingungen vom Trommelfell bis zum Innenohr weitergeleitet. Der Satz »Ich liebe Dich«, in eine Schallwelle umgewandelt, hat also unser Trommelfell ins Schwingen gebracht. Das Trommelfell »weiß« natürlich nicht, welch herrliche Botschaft es da zum »Tanzen« gebracht hat. Im Mitschwingen kann es jedoch die Botschaft »lesen«. Zum Verstehen bleibt ihm keine Zeit, denn sofort gibt es die Schwingungen (die »Kopien« der auftreffenden Schallmuster) weiter zum Mittelohr, in die mit Luft gefüllte »Paukenhöhle«, die sich nach unten weiterpflanzt in die Ohrtrompete, auch »Eustach'sche Röhre« genannt. Diese führt in den Nasen-Rachenraum zur Mundhöhle. Durch diese Röhre wird der Luftdruck auf beiden Seiten des Trommelfells ausgeglichen. Jedes Mal wenn wir gähnen oder schlucken, öffnet sich diese Röhre, was wir in den Ohren spüren können. Unmittelbar auf der Mittelohrseite des Trommelfells angewachsen und angelagert ist so eine Art »Winkelhebel«, ein mechanisches Meisterwerk.

Es sind die so genannten »Ossikel«, ein lateinisches Wort für »Knöchelchen«. In der Tat sind es die drei kleinsten menschlichen Knochen. Dieses Dreiergespann von »Hammer«, »Amboss« und »Steigbügelplatte«, ein mechanischer Apparat zur Weitergabe von Schwingungen, ist ein gut eingespieltes Team. Man kann es mit einem Morseapparat vergleichen, der eine Botschaft verschlüsselt weitergibt, indem man auf einer Morsetaste durch bestimmtes rhythmisches Klopfen (die einzelnen Buchstaben bestehen aus bestimmten Mustern von Kurz-Lang-Zeichen) einen Text verschlüsselt eingibt. Die Klopfzeichen werden dann in elektrische Impulse umgewandelt, weitertransportiert und beim Empfänger wieder in Buchstaben rückverwandelt. Die Schwingungen des Trommelfells bewirken ebenfalls ein solch rhythmisches Klopfen des ersten Knöchelchens, des mit seinem langen Stiel am Trommelfell angewachsenen Hammers auf den zweiten Partner, den Amboss. Der äußerst fein gebaute Hammer steht dabei mit dem Amboss in sattelförmig gelenkiger Verbindung. Eine wundersame Vorstellung: Ein Mensch sagt zu mir: »Ich liebe Dich«. Um diesen Satz zu hören, um ihn »wahr«- zunehmen, wird in meinem linken und rechten Mittelohr eine wahre »Amboss-Polka« veranstaltet. Der Amboss wiederum ist mit dem dritten Knöchelchen, das die äußere Form eines Steigbügels hat, durch ein elastisches »Scharnier«, eine Art Kugelgelenk, rechtwinklig verbunden. Der Amboss gibt die Schläge weiter, indem sein Scharnier den Steigbügel hin und her bewegt. Gelegentlich kann es sogar zu Kipp- und begrenzten Drehbewegungen kommen. Das Ganze ist eine äußerst komplizierte Mechanik. Die Schwingungen des Trommelfells werden jedoch nicht ganz fehlerlos von unserem »Dreiergestirn« weitergegeben. So wird zum Beispiel ein reiner Ton, ein so genannter »Sinuston«, wenn er zu intensiv klingt, nicht als einfache Wellenform wahrgenommen, sondern beim Übermittlungsprozess als zusammengesetzter, komplexer Ton von den Ossikeln weitergegeben. Der Steigbügel und seine dazugehörige ovale Steigbügelplatte werden von den weitergeleiteten Schallwellen wie ein Kolben hin- und hergeschoben. Die Steigbügelplatte ist am Ende wiederum mit einem kleinen Häutchen verbunden, dem »ovalen Fenster«, dem Tor zu einem weiteren hochkomplizierten Hörorgan, der Gehörschnecke, (»Cochlea«) die etwa erbsengroß im Gesamtverbund mit dem Gleichgewichtsorgan und dem Hörnerv das Innenohr ausmacht.

Innenohr

Wir halten noch einen Moment inne und erinnern uns an das Liebespaar auf der Wiese und an den Satz: »Ich liebe Dich«, der von einem der beiden Liebenden ausgesprochen wurde. Der Satz wurde längst von dem oder der Angesprochenen gehört und verstanden. Wir dagegen sind bei unserer Bemühung, diesen Hörvorgang zu verstehen, gerade erst auf halbem Wege angelangt: eine Stimmung wurde zu einem Gefühl; ein Gefühl wurde als Überzeugung bewusst wahrgenommen; eine Überzeugung ließ einen Satz formulieren; dazu wurde eine Schallwelle erzeugt; eine Schallwelle brachte ein Häutchen, das Trommelfell, ins Schwingen; diese Schwingungen wurden von einem knöchernen Dreierteam als mechanische Klopfzeichen an ein neues Häutchen weitergeleitet, das wiederum den Anfang einer neuen Umwandlung darstellt.

Hörschnecke

Das Häutchen, mit der knöchernen Steigbügelplatte wie ein Dichtungsring verwachsen, verschließt das ovalförmige Fenster der »Hörschnecke«, dem eigentlichen Sitz unseres Hörsinns. Dieses Organ, das wie ein kleiner versteinerter Kopffüßer, ein Ammonit aussieht, bildet zusammen mit dem Gleichgewichtsorgan das Labyrinth, das aus dem knöchernen Felsenbein unseres Schädels ausgespart und ganz mit einer gallertartigen, luftblasenfreien Flüssigkeit, der so genannten »Endolymphe« ausgefüllt ist. Wie ist nun diese Hörschnecke aufgebaut? Sie ist eine in 2,5 Windungen zusammengerollte, knöcherne, am Ende miteinander verbundene Doppelröhre, die durch den häutigen Schneckengang (»ductus cochlearis«), wie mit einer dünnen schlauchartigen Membrane in zwei Hauptkanäle unterteilt wird: in den Vorhofgang (»scala vestibuli«), und den Paukengang

(»scala tympani«). Wie schon erwähnt ist diese »Röhre« ganz mit einer Kanalflüssigkeit (»Endolymphe«) gefüllt. Der Vorhofgang fängt am häutigen ovalen Fenster an und mündet nach etwa 33,5 mm an der Spitze der Schnecke gewissermaßen als Rücklauf in den zweiten parallel laufenden Kanal, den Paukengang, der am elastisch verschlossenen »runden Fenster« endet. Getrennt werden die beiden Kanäle, wie schon erwähnt, durch den häutigen Schneckengang, auf den wir später noch intensiv eingehen müssen, da er den kompliziertesten und wichtigsten Teil der Gehörschnecke darstellt. Die Schnecke stellt sich mit diesem Flüssigkeitssystem als ein geeignetes Organ heraus, die durch die Steigbügelplatte am ovalen Hautfenster auftreffenden Schallwellen in ein neues Transportsystem umzuwandeln: Schallwellen werden nun zu Flüssigkeitswellen. Das Mittelohrorgan, die »Ossikel«, leiten die auf das Trommelfell auftreffenden Schallwellen mechanisch als Druckschwankungen in die Flüssigkeit der Hörschnecke, wo sie sich dann als Flüssigkeitswellen weiterpflanzen. Der häutige Eingang (ovales Fenster) und der häutige Ausgang (rundes Fenster) gewährleisten diesen alternierenden Druck auf die Kanalflüssigkeit. Die in der Mitte der beiden Kanalgänge befindliche, die beiden Kanäle voneinander trennende häutige Membran »fühlt« diese Flüssigkeitsschwankungen, weil dadurch eine mehr oder weniger starke Ausbuchtung ihrer Basis, der »Basilar-Membran«, stattfindet. Diese Ausbuchtungen werden dann wiederum in diesem Schneckengang weiter zu elektrischen Impulsen verwandelt. Doch bevor wir uns diesen Vorgang näher vergegenwärtigen, müssen wir wieder einen Schritt nach rückwärts machen, um den Ablauf in dieser Phase des Hörvorgangs besser zu verstehen.

Verstärker

Gehen wir wieder ein Stück zurück zu unserem Trommelfell, das die Schallwellen als Schwingungen an die berühmten drei Knöchelchen des Mittelohrs weiterleitet. Warum leitet es die Schallwellen durch seine Schwingungen nicht gleich direkt ohne langen Umweg in das Flüssigkeitssystem des Innenohrs? Die Antwort ergibt sich aus der Tatsache, dass der Schallwiderstand der Luft etwa 3 500-mal geringer ist als der Schallwiderstand der Gehörflüssigkeit, der »Endolymphe«. Unsere Sprache, konkreter: unser Satz: »Ich liebe Dich«, hätte keine Chance, in unserer Gehörschnecke auch nur die geringste Aufmerksamkeit zu erzeugen. Es muss also zwischen Schallwelle und Flüssigkeitswelle so etwas geben wie einen »Verstärker«. Diese Funktion haben die drei Gehörknöchelchen.

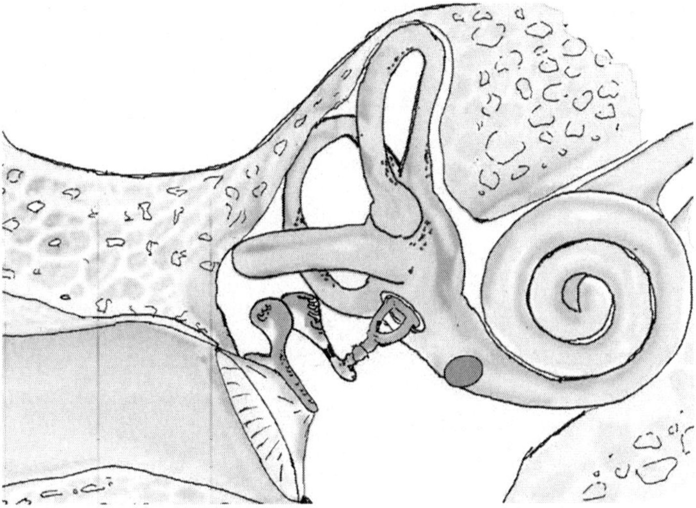

Grafik 2: Im Mittelohr das »Verstärkertrio« – Drei Gehörknöchelchen: Hammer, Amboss und Steigbügel (Uniklliniken Dresden M. Bornitz)

Die Tatsache, dass die Fläche des Hammers zur Fläche des Ambosses 3:1 ist, ferner das Flächenverhältnis des wirksamen Teils unseres Trommelfells (55 Quadratmillimeter) zur Steigbügelplatte (3,2 Quadratmillimeter), die mit dem ovalen Fenster die Nahtstelle zum Flüssigkeitssystem bildet, 17:1 beträgt, wird die Kraft vom Trommelfell zur Gehörschnecke mit Hilfe des Hebelgesetzes auf das 22-fache verstärkt und die Bewegungsamplitude gleichzeitig vermindert. Die Eigenfrequenz des gesamten mechanischen Mittelohrapparates liegt bei 1 200 bis 1 400 Hz, was eine starke Dämpfung bewirkt und eine gute Voraussetzung schafft, niedere Frequenzen gut zu übertragen, wie sie insbesondere bei der menschlichen Sprache vorkommen, deren Schwingungshäufigkeit sich zwischen 80 und 600 Hz bewegt.

Brandung

Kommen wir wieder zurück zum Innenohr, zur Gehörschnecke. Was passiert, wenn die Schallwellen nun in Form von Flüssigkeitswellen durch die Gehörschnecke wandern und dort so manche Unruhe stiften, als ob jemand immer wieder größere und kleinere Steine mehr oder weniger fest in einen See werfen würde. Könnte eine kunstvolle Komposition verschiedener Wellenberge und Wellentäler entstehen, die sich gegenseitig überkreuzend und überlappend, immer größere Kreise ziehen? Es ist ungeheuer schwierig, sich den inneren Bau und die Funktionsweise dieser Hörschnecke annähernd genau und anschaulich vorzustellen, zumal die Kompliziertheit der plastischen Vorstellung durch die schneckenartige Einkrümmung nur noch verstärkt wird. Und doch muss man diese Anstrengung auf sich nehmen, um auch nur im Entferntesten würdigen zu können, welche grandiose Arbeit dieses kleine Organ für unser Hören leistet.

Während immer wieder neue »Schockwellen« unterschiedlicher Stärken (Amplituden) und unterschiedlicher Geschwindigkeiten (Frequenzen) durch die gallertartige Schneckenflüssigkeit wandern, wird die ca. 33,5 mm lange, häutige Trennwand (der Schneckengang) zwischen den beiden Kanälen an unterschiedlicher Stelle und in unterschiedlicher Stärke an ihrer Basis (»Basilarmembran«) eingedrückt, »eingebuchtet«. Diese Basilarmembran, die sich zur Schneckenspitze hin von anfänglich 0,04 mm auf 0,49 mm Breite ausweitet, wird mit zunehmender Breite immer weicher und elastischer. Am Anfang, kurz hinter dem ovalen Fenster, ist sie sehr hart, fast knöchern, und wird zur Schneckenspitze hin immer dehnbarer. Dies wiederum bedeutet, dass mit zunehmender Elastizität eine unterschiedliche Schwingungsbereitschaft entsteht. Die Basilarmembran ist also wie eine Leiste, die unterschiedlich mitschwingt.

Flüssigkeitswellen, die Schallwellen hoher Frequenzen (»hohe Töne«) repräsentieren, lassen die Basilarmembran unmittelbar am Anfang, von der Fließrichtung her links, optimal mitschwingen. An dieser Stelle entsteht dann ein Schwingungsmaximum, ein Schwingungsgipfel. Töne niederer Frequenzen (die »tiefen Töne«) lassen, in Flüssigkeitswellen verwandelt, die Basilarmembran ganz rechts, erst am Ende, an der Schneckenspitze mitschwingen. Sie haben dort ihren Schwingungsgipfel. Es ist wirklich erstaunenswert, wenn man bedenkt, dass auf dieser Strecke von maximal 33,5 mm Länge eine Tonleiter von fast 12 Oktaven präzise untergebracht ist. Auf diesem 33,5 mm »Hörfeld« ist Platz für ein Frequenzband von 18 bis 20 000 Hz. Eine winzig kleine Strecke für eine unvorstellbare große Welt des Hörens. Alle Geräusche, alle Sprachlaute, die ganze Musik ist auf dieser »kleinsten Meile« untergebracht. Ein nur wenige Millimeter langes »Mini-Flüsschen« bietet Platz für einen ganzen Ozean der Töne und Klänge. Noch erstaunlicher ist die Tatsache, dass eine solch kurze Strecke ausreicht, um lang gestreckte Druckwellen überhaupt branden zu lassen. Wie beim zur Küste hin allmählich ansteigenden Meeresstrand kommt rechtwinklig vom Boden her zur Fortbewegungsrichtung der Welle eine zusätzliche Kraft hinzu, die Wirbelbewegungen hervorruft und so gewissermaßen eine »Brandung« erzeugt. Eine Flüssigkeitswelle (das Pendant einer Schall- oder Druckwelle) pflanzt sich vom Beginn des ovalen Fensters zunächst noch gleichmäßig fort, erhöht aber gleichzeitig ihren Druck gegen den spiralförmig gewundenen Schneckengang. Jede Welle hat auf Grund ihrer eigenen Frequenz auch an einer bestimmten Stelle des Schneckengangs (»Cochlea«) ihr Druckmaximum. Es kommt zur Brandung, zur maximalen Ausbuchtung der Basilarmembran. Danach sinkt die Welle relativ schnell auf den Nullpunkt ab. Auf Grund der unterschiedlichen Dehnbarkeit und damit der unterschiedlichen Schwingungsbereitschaft der Basilarmembran wird die Brandungsstrecke aller Flüssigkeitswellen dieser kurzen Hörstrecke angepasst. Hochfrequente Wellen branden gleich am Anfang dieser Membran, mittlere Wellen (dazu gehört unser Satz: »Ich liebe Dich«) verebben etwa in der Mitte und ganz tiefe Töne geringerer Frequenz kommen erst am Ende des Schneckengangs zu ihrem Gipfelerlebnis, ihrer Brandung. Je höher der Ton, desto früher brandet er (Membrananfang), je tiefer der Ton, desto später brandet er (Membranende). Je lauter ein Ton ist, umso stärker wird die Einbuchtung.

Wie geht es nun mit unserer Botschaft weiter? Bestimmte Flüssigkeitswellen haben also den häutigen Schneckengang, eben die Basilarmembran der Hörschnecke an bestimmten Stellen mehr oder weniger stark ausgebuchtet, verformt. Was macht nun die Hörschnecke mit diesem Geschehen, mit diesen »Beeinträchtigungen«? Um das wiederum besser zu verstehen, müssen wir uns den Schneckengang doch noch etwas näher und genauer anschauen.

Seismograf

Der häutige, gallertähnliche Schlauch, der sogenannte Schneckengang, gefüllt mit einer noch etwas visköseren Endolymphe, teilt – wie wir bereits erwähnt haben – die gewundene knöcherne Hörschnecke in zwei Kanäle, den Vorhofgang und den Paukengang. Die Basisfläche dieser Trennwand ist also die Basilarmembran, eine faserlose, knöchern- bis gallertartige, biegungssteife, unterschiedlich elastische Leiste, die auf Grund ihrer unterschiedlichen Dehnbarkeit eine unterschiedliche Schwelle hinsichtlich ihrer Eigenschwingung hat. Nach oben hin wird der Trennschlauch durch eine ganz feinhäutige Membran (»Reissnersche Membran«) abgeschlossen, die zu der Basismembran im spitzen Winkel steht. Im Querschnitt sieht der Schneckengang wie ein Viertelkreissegment aus. Auf dieser Basilarmembran sind gruppenweise vierreihig stehende Sinneszellen aufgelagert, die an ihrem oberen Ende mit je einem feinen Härchen bestückt sind. Diese Härchenzellen, etwa 18000 an der Zahl, werden durch die unterschiedlichen Druckschwankungen an verschiedenen Stellen (bei unterschiedlichen Frequenzen) und mit unterschiedlicher Heftigkeit (unterschiedlicher Lautstärke) gegen ihre Basis mehr oder weniger stark verbogen, deformiert, weil sie dann an verschiedenen Stellen, mehr oder weniger heftig gegen eine über ihr liegende, geleeartige »Deckmembran« stoßen, beziehungsweise von ihr wieder weggezogen werden. Die zeitweilige Deformation der Sinneshärchen ist gewissermaßen ein auf mechanischem Wege registrierter »Fingerabdruck« der in Flüssigkeitswellen umgeformten Schallwellen. Diese Zellschicht mit ihren feinsten Haarfühlern (»Cortisches Organ«) ist wie eine Seismographenstation in einem »Hörbeben«, die die komplizierten Serien auftreffender, die Basilarmembran ausbuchtender Schallwellen registriert, indem Druckwellen wiederum wie bei unseren drei Gehörknöchelchen in mechanische Bewegungsenergie umgewandelt werden, die ihrerseits in den Sinneszellen nervöse, elektrische Impulse auslösen. Eine fantastische Vorstellung, wenn wir davon ausgehen, dass unsere Botschaft: »Ich liebe Dich« mittlerweile umgewandelt wurde in eine Serie unterschiedlicher Haardeformationen. Etwas unromantisch? Wenn ich einen Menschen liebe, möchte ich, dass ihm kein »Härchen gekrümmt« wird. Wenn ich ihm aber sagen möchte, dass ich ihn liebe, muss ich – ob ich will oder nicht – dem geliebten Menschen manch´ »Härchen krümmen«, damit er es auch hören kann.

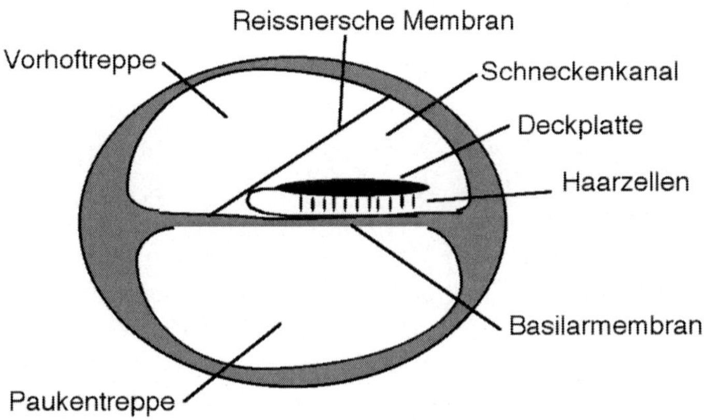

Grafik 3 : Querschnitt durch die Hörschnecke (Cochlea) mit Basilarmembran und Haar-Sinneszellschicht (Everald Sigal)

Generator

Die inneren Sinnes- oder Haarzellen sitzen noch fest auf der Basilarmembran und besitzen je eine gesonderte, weiter zum Gehirn führende Nervenbahn. Jeder dieser inneren Haarzellen entspricht eine Reihe von drei äußeren, darüber angeordneten und auf Lücke stehenden Haarzellen. Nach jeweils ein bis zwei Millimetern werden diese äußeren Haarzellen, die wesentlich empfindlicher als die inneren Haarzellen funktionieren, zu je einer Nervenfaser gebündelt und hirnwärts weitergeleitet. Von der Lokalisation her sind diese äußeren Haarzellen etwas gröber, da sie sich teilweise funktional überlappen; nicht so die inneren Sinneszellen, die analog zu den Zapfen im Auge stets eine genaue Punkt-Für-Punkt-Verbindung zum Gehirn herstellen. Auf dem mittleren Teil unserer Basilarmembran sind diese Sinneszellen wesentlich dichter verteilt. Auch hier hat die Natur sich wieder klug angestellt, weil damit im mittleren Bereich für unsere biologisch wichtigste Hörfunktion, die Sprache, die beste Trennschärfe und Sensibilität hergestellt wird.

Was geschieht eigentlich, wenn die zeitweiligen Deformationen dieser Haarfühler in den zugehörigen Sinneszellen zu einem »Reiz« führen? Mechanische Energie wird in elektrische Energie umgewandelt (eine neue Unwandlung), was wiederum biochemische Prozesse erforderlich macht. Wie genau dieser Übergang von Haardeformation zum elektrischen Impuls funktioniert, ist im Grunde immer noch ein Buch mit sieben Siegeln. So wie bei einem Wasserkraftwerk die mechanische Energie des Wasserdrucks eine Turbine ans Laufen bringt und einen Stromgenerator anspringen lässt, so ähnlich müssen wir uns diesen Reiz der Haardeformation vorstellen, der die jeweilige Sinneszelle zu einem »Stromgenerator« werden lässt. Dabei bewirkt der Reiz eine »Störung« des chemisch-elektrischen Gleichgewichts in diesen Zellen, die ein ganz bestimmtes Ruhepotenzial von etwa -70mV (Milli-Volt) aufweisen und durch diese zeitweilige »Stoffwechselstörung« in einer tausendstel Sekunde ein Aktionspotenzial höherer elektrischen Spannung erzeugen, wenn eine bestimmte

Reizschwelle überschritten wird. »Geduldig« sammelt die Zelle zunächst unterschwellige Reize, bis das Maß voll ist, dann aber »feuert« sie nach dem »Alles-oder-Nichts-Prinzip« los und leitet diesen elektrischen Impuls (»Spike«) mit einer Geschwindigkeit bis zu 120 Meter pro Sekunde über die Nervenbahnen ins Gehirn weiter. Bei höherer Lautstärke werden durch die größere Ausbuchtung der Basilarmembran natürlich mehrere Sinneszellen gleichzeitig gereizt. Dann geht eine größere »Salve« an Impulsen ins Gehirn. Die durch den typischen Reiz erzeugte elektrische Energie kommt aus einer Art »Nervenbatterie«, die in der jeweiligen Sinneszelle durch ständig ablaufende Stoffwechselvorgänge erzeugt und unterhalten wird. Diese chemischen Prozesse bewirken ein bestimmtes, rasch umzupolendes »Ionengefälle« zwischen der Innen- und Außenseite der Zellwand. Man spricht in diesem Zusammenhang von der so genannten »Kalium-Natrium-Pumpe«. Mechanische Energie wurde also mittlerweile in elektrische Energie umgewandelt.

Noch einmal kurz zusammengefasst die letzten Ereignisse: wenn also der Steigbügel auf das häutige ovale Fenster der Hörschnecke drückt, entstehen in der Schnecke Flüssigkeitswellen. Die feinen Haarzellen in der Schnecke schwingen mit jeder einfallenden Welle mit. Dadurch wird eine chemisch bewirkte elektrische Erregung ausgelöst und mittels Hörnerv ins Gehirn weitergeleitet.

Wenn wir an die »Odyssee« unserer Botschaft: »Ich liebe Dich« denken, so stellen wir fest, dass diese drei wunderschönen Worte nach vielen Umwandlungen mittlerweile in elektrische Impulse verschlüsselt, in rasanter Fahrt ihrem »Hafen«, dem Gehirn zusteuern. So oft wurde der Satz schon verwandelt, aber noch ist nichts von seiner Schönheit und seiner Bedeutung verloren gegangen. Er ist auf den Weg ins Nervensystem gebracht, muss aber, wie wir gleich sehen, noch einige Relaisstationen durchlaufen.

Leitungssystem

Wir erinnern uns: Der Satz hat bei unserem Hörer, unserer Hörerin, an ganz bestimmten Stellen des Innenohrs und in unterschiedlicher Intensität die empfindlichen Härchen der Sinneszellen im Schneckengang gekrümmt, es wurden in den dazugehörigen Zellen Reize erzeugt, die wiederum elektrische Impulse ausgelöst haben. In unvorstellbarer Schnelligkeit werden diese Impulse durch unzählige feine Nervenfasern weitergeleitet, die, sobald sie aus dem Innenohr austreten, in einem dicken Nervenstrang, dem Hörnerv, gebündelt zum Gehirn hoch geleitet werden. Interessant ist es, sich diesen dicken Hörnerv etwas näher anzuschauen, der wie ein kräftiges Unterwasserkabel gebündelte Informationen weiterleitet. Der Gehörnerv besteht aus ca. 30 000 Nervenfasern. Durch Zu- und Umschaltungen erhöht sich die Zahl zur Hirnrinde hin noch einmal wesentlich. Der Hörnerv ist gewissermaßen die Autobahn des Hörens, die mal zwei-, mal drei-, mal mehrspurig verläuft, bestimmten Verkehrsteilnehmern ganz bestimmte Spuren reserviert und komplizierte Auf- und Abfahrtssysteme kennt. Ein Schnitt durch dieses dicke Nervenkabel lässt erkennen, dass im Inneren, im »Mark«, ein zentrales Bündel an Nervenfasern existiert. Sie stammen alle aus dem mittleren Hörbereich der Schnecke, der ja die Sprache repräsentiert. Gut zu wissen, dass unser Satz: »Ich liebe Dich« genau in der Mitte des Kabelstrangs gut eingepackt ist und nicht verloren gehen kann. Ein solcher Satz gehört auch in die Mitte des Hörens. Um diesen Mittelstrang herum winden sich spiralförmig die Fasern, die aus dem Hochfrequenzbereich der Schnecke kommen. In die entgegengesetzte Richtung winden sich die Fasern, die aus dem Niedrigfrequenzbereich stammen. Wir haben schon in dieser Nervenbahn eine genaue Trennung der hohen, mittleren und tiefen Töne, eine Teilung, die bis ins Gehirn beibehalten wird. Bis die Botschaft ins Gehirn gelangt, in den Großrechner, der die Fülle der Impulse sammelt, entschlüsselt, analysiert, verknüpft und bewusst werden lässt, müssen die Nervenfaser nnoch weitere fünf Relaisstationen durchlaufen. Hier werden systematisch bestimmte Fasern abgezweigt, vom linken Ohr zur rechten Gehirnhälfte, vom rechten Ohr zur linken Gehirnhälfte. Der Sinn dieser Überkreuzung dient dem räumlichen Hören, dem Richtungshören, ist aber letztlich biologisch-evolutionär noch nicht genau aufzuklären. Dasselbe gilt auch für beide Augen, Hände und Füße. Neben dieser Überkreuzung werden in diesen Umschaltstationen auch bereits Verbindungen in einen Teil unseres Stammhirns, in die so genannte »Retikularformation«, geleitet. Dieser Gehirnteil, der von auf- und absteigenden Nervenfasern gebildet wird, ist verantwortlich für den Übergang vom wachen Ruhezustand in den einer allgemeinen Aufmerksamkeit. Unser Hörer, unsere Hörerin, werden durch diese Abzweigungen bereits auf die Botschaft »eingestimmt« und »neugierig gemacht«.

Schaltzentrale

Unsere Botschaft kann es wohl kaum noch erwarten, auch gehört zu werden, und schon ist sie im Gehirn, in diesem gigantischen Großrechner, eingetroffen. Dieses Großhirn, die »grauen Hirnzellen«, zusammen ca. 1500 Gramm schwer, von der äußeren Form her einem zweigeteilten Blumenkohl vergleichbar, besitzt in seinen vielen Windungen und Schleifen etwa 100 Milliarden Nervenzellen. Jede dieser Zellen ist ein technisches Meisterwerk. Zwischen diesen Zellen wiederum gibt es insgesamt weit über 100 Billionen (!) Querverbindungen, Schaltungen und Vernetzungen. Für unser Hören sind links und rechts ganz bestimmte Regionen reserviert. Sie liegen in den ersten Schläfenwindungen der Hirnrinde, dem Hörzentrum (Heschl`sche Querwindung genannt). Hier ist die Ordnung in hohe, mittlere und tiefe Töne auch räumlich gewährleistet. Unser Großrechner hat längst alle eingetroffenen elektrischen Impulse registriert, dechiffriert, analysiert, verglichen und bietet unserem Hörer oder unserer Hörerin das hoch komplizierte rechnerische Gesamtkunstwerk an, nicht als riesiges Zahlengewirr, sondern, wiederum umgewandelt, auf der bewussten Erlebnisebene als eine Ganzheit. »Gehört« werden nicht irgendwelche Daten, sondern in einer bestimmten »Lautstärke«: »Töne«, »Vokale«, ein »Satz«, eine »Bedeutung«, ein »Gefühl«, eine »Botschaft«. Innerlich angerührt und berührt schließen die Hörenden die Augen und hören immer wieder: »Ich liebe Dich«. Dieser Satz hat mittlerweile Verbindung zum gesamten Gehirn, zu all seinen Funktionen aufgenommen; er ist längst vorgedrungen in die Seele, ins »Herz«. Vielleicht wird er das ganze Leben dieser beiden Menschen beeinflussen. Eine lange Reise, die die Botschaft hinter sich hat, und dennoch dauert sie für das Hören nur einen Sekundenbruchteil. Wenn es Wunder gibt, dann ist dies eins.

3. »Strandgut«

Wir haben uns den Vorgang des Hörens in einzelnen Etappen zu veranschaulichen versucht, indem wir die Botschaft: »Ich liebe Dich« auf ihrem langen Übertragungsweg vom Zeitpunkt des Aussprechens bis zum Hören gewissermaßen begleitet haben. Dieser lange Weg der vielen Stationen, Phasen und Umwandlungen wurde nicht von ungefähr eine »Odyssee« genannt, eine scheinbar endlose Irrfahrt auf dem großen Meer. Wenn wir es auf diesem Weg immer wieder mit Wellen zu tun hatten (Schallwellen, Druckwellen, Flüssigkeitswellen) oder mit Ohr-»Muscheln«, einer Ohr-»Schnecke« oder mit einer »Schneckenflüssigkeit«, so ist dieses Wort aus der Seefahrtsgeschichte nicht nur eine dazu passende Metapher, sondern in besonderer Weise dazu geeignet, die wirklich abenteuerlichen Vorgänge dieses Hörflusses zu beschreiben. So wie der legendäre griechische Seefahrer und Held Odysseus nach langer, abenteuerlicher Irrfahrt doch noch den Weg zu seinem heimatlichen Hafen fand, in ähnlich erstaunlicher Weise gelang unsere Liebesbotschaft in den sicheren Hafen des Hörzentrums, ins Bewusstsein, in die Mitte der Seele, unbeschadet, in »alter Frische«, ohne nennenswerten Verlust, Verkürzung, Verzerrung oder Verfälschung. Das Hörwunder ist schon ein echtes Wunder der Natur. Das größte Geheimnis des Hörens allerdings bleibt für uns im Dunkel des Nichtwissens, es ist jener Vorgang, wie genau in unserem Gehirn physikalische Daten und Dateien wie: elektrische Impulsmuster, Impulsserien und Impulswerte in die Psyche, die seelische Erlebnisebene übersetzt werden, die wir als »Hörebene« bezeichnen. Wir »hören« ja keine elektrischen Impulse, wir hören: Töne, Klänge, Geräusche, Sprache, Melodien, Rhythmen ... So wie wir auch keine elektrischen Impulse »sehen«, sondern: Bilder, Gegenstände, Farben, Gestalten, Licht und Schatten ..., so ist auch unser Hören eine Erlebniswelt, keine Welt der »seelenlosen«, physikalischen Datenregistrierung. Unser Gehirn liefert der Psyche gewissermaßen nur das Ausgangsmaterial, aus dem sie die Welt des Hörens erst bildet. Erst unser Bewusstsein erschafft uns die Welt des Hörens. Man wird an einen wichtigen Satz Buddhas erinnert: »Bewusstsein ist Schöpfung«. So wie unser Sehvermögen nicht einen reinen Abklatsch, eine Kopie der Außenwelt darstellt, so ist auch unser Hörvermögen keine bloße Tonbandkopie unserer Welt, sondern wir gestalten damit auch unsere Welt so, damit wir uns in ihr zurechtfinden. Hören ist wie das Sehen ein gestalterischer, ein kreativer Prozess. So ähnlich, wie ein Computer mit nur zwei elektrischen Zuständen: »an« – »aus« (1 und 0) ein wahres Wunderwerk an Leistungen kombiniert, so ähnlich, jedoch viel komplexer und viel kreativer, erschafft unser Bewusstsein aus dem »binären« Zahlenmaterial der physikalischen Hörwelt: Schallgeschwindigkeit und Schallstärke (Frequenz und Amplitude) die erstaunliche Welt des Hörens.

Wenn wir uns im ersten Teil mit dem Weg, dem »Wie« des physikalisch-physischen Hörvorgangs beschäftigten, soll nun der psychische, erlebnismäßige Aspekt, der Inhalt, das »Was« des Hörens näher betrachtet werden. Was genau »hören« wir, welche Schätze spülen uns die immerwährenden Hörwellen ins Bewusstsein, an den »Strand der Seele«? Schauen wir uns das kostbare »Strandgut«, aber auch den gelegentlich angeschwemmten »Unrat« an, was da mit den Hörwellen (Schallwellen) in unser Bewusstsein hinein brandet. Was »hören« wir?

Töne

Wir erinnern uns: Das Ausgangsmaterial des Hörens sind Schallwellen, rhythmische, periodische Druckschwankungen in Form von Verdichtungs- und Verdünnungsmustern der Luft, die sich weiterpflanzen. Wenn wir einen »Ton« hören, so handelt es sich um Schallschwingungen, die einen »sauberen«, harmonisch-regelmäßigen (auf dem Oszillographen sinusförmig aufgezeichneten) Schwingungsverlauf aufweisen. Gegenüber Schallerzeugnissen, die wir als »Geräusche« wahrnehmen, besitzen für uns die »Töne« eine gewisse Ruhe und Klarheit. Sie spielen im Hörerlebnis eher die besondere Rolle eines ästhetischen Genusses, vor allem in der Welt der Musik. Selbst eine schmerzliche Nachricht sind wir bereit, in Ruhe anzuhören, wenn nur »der Ton stimmt«, mit der sie uns übermittelt wird.

Tonhöhe

Die Schwingungsanzahl einer Schallwelle pro Sekunde (die Frequenz), die in Hz (Hertz) gemessen wird, bestimmt für unser Hörerlebnis die Empfindung, ob ein Ton »hoch« oder »niedrig« ist (man spricht in diesem Zusammenhang von »Tonleiter«). Töne, die eine hohe Schwingungszahl aufweisen, erleben wir als »hoch«, Töne mit niedriger Schwingungszahl dagegen als »tief«. Stellen wir uns der Einfachheit halber folgendes vor: Wir hören eine Hummel, wie sie mit 130 Flügelschlägen in der Sekunde ein dunkles Brummen erzeugt. Eine Biene mit 240 Flügelschlägen in der Sekunde erzeugt bereits ein helles Summen. Erschrocken reagieren wir, wenn eine Stechmücke mit 300 Flügelschlägen in der Sekunde ein unangenehm helles Schwirren erzeugt. Ob ein Ton nun höher oder tiefer als der vorangegangene Ton empfunden wird, liegt daran, dass die Schwingungszahl des neuen Tones um mindestens 0,3% ansteigt oder anfällt. Insgesamt vermögen wir etwa 1500 Einzeltöne zu unterscheiden. Haben zwei Töne die gleiche Frequenz, können wir sie nur unterscheiden, wenn einer mindestens 1 Dezibel (1db) lauter ist. Die obere Grenze des Hörbereichs ist eigentlich eher eine

Schmerzgrenze. Das gesamte Hörfeld umfasst im Durchschnitt etwa 340 000 Töne.

Tonerlebnisse

Entsprechend ihrer Tiefe oder ihrer Höhe schreiben wir den Tönen noch weitere Eigenschaften zu. Klingt ein Ton für uns tief, erleben wir ihn in der Regel »umfangreicher«, »schwerer«, »dunkler«, er kommt uns irgendwie »weicher« und »angenehmer«, »beruhigender« vor. Bei steigender Höhe wird ein Ton für uns irgendwie »spitzer«, »schriller«, erklingt wesentlich »dünner«, wirkt »leichter«, »härter«, »undurchdringlicher«, er »erregt« uns eher. Ein dunkler Ton erweckt in unserem Gefühl die Vorstellung, dass wir in ihn eindringen, in ihm aufgehen und in ihm entspannen könnten, er »berührt uns mehr als Ganzheit«.[4]

Je höher die Frequenz eines Tones ist, desto »dichter« erleben wir ihn (Tondichte). Je geringer die Frequenz eines Tones ist, desto »voller« erleben wir ihn (Tonvolumen). Töne »fallen« und »steigen«, »drücken«, »erheben«, »öffnen«, »schließen« ... usw. Töne können tröstend und heilsam empfunden werden. Wenn der junge David vor seinem gemütskranken König Saul die Harfe spielte, so war dies für den greisen Mann wahre Medizin. Unser Hörerlebnis ist, wie schon erwähnt, ein sehr kreativer Prozess.

Klänge

Eine wichtige Eigenschaft von Tönen ist ihr »Klang.« Er entsteht aus der Zusammensetzung von harmonischen Teilschwingungen. Unterschiedlicher Klang drückt sich in der »Klangfarbe« aus. Jedes Instrument, das einen Ton erzeugt, hat seine charakteristische Klangfarbe, auch wenn die erzeugten Töne in Tonhöhe und Tonintensität gleich sind. Mit dem »reinen« Ton (sinusförmige Grundschwingung) verbinden sich noch mehrere Teiltöne

---

[4] P. J. A. CALON & J. J. G. PRICK, Psychologische Grundbegriffe, Salzburg 1969, S. 53

(Teilschwingungen). Holzinstrumente klingen wesentlich anders als Blechinstrumente. Wir haben uns an ihre eigene Klangfarbe (an ihr »Timbre«) gewöhnt.

Obertöne

Neben dem Grundton erklingen harmonisch die dazugehörenden Teil- oder Nebentöne (»Obertöne«) mit. Sie stellen die einfachste periodische Schallschwingungen dar, deren Frequenzen im Verhältnis ganzer Zahlen ansteigen. Obertöne entstehen also dadurch, dass fast alle Tonquellen Schwingungen verschiedener Frequenzen ausführen, die statt einfacher Töne zusammengesetzte Klänge ergeben.

Vokale und Konsonanten

Eines der für uns wichtigsten Toninstrumente ist unsere Stimme. Sie erzeugt auch keine reinen Töne, sondern Vokale: i - e - a - o - u. Der Vokal »i« klingt dabei am höchsten, das »u« am tiefsten. Die einzelnen beteiligten Stimmwerkzeuge (Gaumen, Zunge, Mund, Lippen) erzeugen mit dem Ton noch charakteristische Teiltöne. Vokale stehen im Dienst unserer geistigen Mitteilung. Zusammen mit den Mitlauten (Konsonanten): b, c, d, f, g, h, j, k, l, m, n, p, q, r, s, t, v, w, x, z, »hören« wir Silben, Worte, Sätze, was wiederum ein Geheimnis für sich ist, wenn wir bedenken, dass wir aus beinahe ununterbrochenen Lautketten kleine zusammenhängende Ganzheit hören, also keine isolierte Schallsumme, sondern die »Gestalt« unserer Sprache.

Harmonie und Disharmonie

Zu den geheimnisvollen Tatsachen des Hörens gehört unsere Fähigkeit, mehrere Töne als »zusammengehörig« oder »verwandt« zu hören. Es wird eine den Tönen zugehörige Ordnung empfunden und mitgehört. Die bekannteste dieser Ordnungen ist die »Oktave«, der jeweils von einem Grundton ausgerechnet achte Ton auf der aufsteigenden Tonleiter. Wenn wir von einem bestimmten Ton ausgehend immer höhere erzeugen, so stoßen wir immer wieder auf einen Ton, der zwar unserem Ausgangston nicht gleich klingt, aber dennoch deutlich mit diesem »verwandt« ist. Sie gehören irgendwie zusammen. Ist beim Gesang unsere Stimme zu tief, um einen bestimmten uns vorgesungenen Ton nachzusingen, so finden wir in einer anderen Höhenlage (Oktave) einen »verwandten« Ton, der mit dem vorgegebenen Ton zusammenklingt. Der Ausgangston und der Oktaventon stehen im Schwingungsverhältnis 1:2 (als zum Beispiel 16:32, oder 440:880 Hz). Die Schwingungszahl 440 Hz ist als der »Kammerton« oder als das »Normal-a« bekannt, nach dem seit 1939 in den meisten europäischen Ländern die Instrumente gestimmt werden. 75 % der Menschen bezeichnen zwei Töne im Oktavenunterschied als »gleich«. Die größte Bedeutung der Oktave besteht in der Tatsache, dass ihre zwei »verwandten« Töne als sehr angenehm empfunden werden, wenn sie gleichzeitig erklingen. Man spricht von einer Konsonanz (Harmonie), beim Gegenteil von einer Dissonanz (Disharmonie). Die größte Konsonanz empfinden wir bei der Oktave (Schwingungsverhältnis 1:2). Die Konsonanz wird immer weniger gelungen empfunden über die Schwingungsverhältnisse 2:3 (Quinte), 3:4 (Quart), 4:5 (große Terz), bis hin zu den dissonanten Intervallen von 8:9 (der Sekunde) und 8:15 (der Septime). Bei einer Konsonanz verschmelzen die beiden Töne nicht zu einer »Summe«, sondern zu einem »Ganzen«. Sie erhalten die Qualität einer »Gestalt«. Alle diese Empfindungen sind nicht Produkte der physikalischen Hörwelt, sondern sie sind seelische Schöpfungen des hörenden Menschen.

Melodie und Musik

Eine ganz besondere »Ganzheit« des Hörens ist die »Melodie«. Sie ist nicht die Summe von Einzeltönen. Diese Einzeltöne verschmelzen hingegen zu etwas Neuem, zu einer Ganzheit. Hören wir bestimmte Ton-»summen« einmal als »Melodie«, so prägt sie sich als Ganzheit in unserem Bewusstsein ein. Wir können sie in alle Tonlagen transponieren, wir können sie singen, pfeifen oder auf allen Instrumenten spielen, sie bleibt unsere Melodie, wird zum Baustein für die Welt der Musik und des Gesangs. In diesem »Strandgut«, das die Musikwellen mir an das Gestade meines Hörens anschwemmen, ist mit das Kostbarste enthalten, was ich am Strand finden kann. Mehr wert als Gold, Silber, Perlen und Diamanten. In einer Musik kann die ganze Welt auf mich zukommen, eine Welt voller Gefühle und Phantasien. Musik kann unendlich viel transportieren. Marie von Ebner-Eschenbach beschreibt einmal ein kleines Lied: »... Es liegt darin ein wenig Klang. Ein wenig Wohllaut und Gesang. Und eine ganze Seele.«[5]

Rhythmen

Der Rhythmus bringt eine zeitliche Ordnung in die verschiedenen Klangfolgen und -serien. Er ist gewissermaßen die Hörbrücke zwischen Vergangenheit, Gegenwart und Zukunft. Er ist dynamisch und sukzessiv, weil er gleichsam das akustische Gegenstück zum optischen Bewegungssehen darstellt, er liefert uns die mannigfaltigsten Zeitabläufe und Bewegungen der Schallempfindungen und lässt uns im Hören die Zeit mit ihren unterschiedlichen Abläufen erleben.

Geräusche

Wenn die mit dem Grundton zusammenklingenden Teilschwingungen in regellosem Frequenzverhältnis zueinander stehen, hören wir Geräusche. Sie kommen in unserem alltäglichen Leben am häufigsten vor. Wir teilen sie ein in bestimmte Alltagserfahrungen: Arbeitsgeräusche, Essgeräusche, Schreibgeräusche, Schlafgeräusche ... usw. Tiere reagieren besonders auf Geräusche. Im Gegensatz zu den Tönen klingen Geräusche recht »unruhig« und »rau«. Unsere Sprache kennt eine Unsumme von Geräusch nachahmenden Wörtern wie: knurren, brummen, rauschen, ticken, rollen, zischen, quieken, kratzen, krächzen, krangeln ... usw.

---

[5] M. von EBNER-ESCHENBACH, Ein kleines Lied, in: T. ECHTERMEYER, Deutsche Gedichte von den Anfängen bis zur Gegenwart, Düsseldorf 1960

Lärm

Werden Geräusche oder Klänge allzu intensiv und zu laut gehört, sprechen wir von Lärm. Der in der Außenwelt erzeugte Schall wird zu einem hoch komplizierten einheitlichen »Schallsystem«, wird dann im Ohr wieder in seine Einzelkomponenten zerlegt und danach als ganzheitliches, nervöses Erregungsmuster ins Gehirn weitergeleitet und als »Lärm« empfunden. Dieser Lärm, eine wahre akustische Innenweltverschmutzung, scheint uns heute immer mehr von allen Seiten zu umfangen. Ohne Rücksicht auf ihre Mitmenschen glauben immer mehr Zeitgenossen ihren Hörlärm vor aller Ohren ausbreiten zu können. Beinahe jede Stille wird zugeschüttet mit Endlosmusik. In den Wartezimmern wachsen die akustischen Müllberge an. Was in vielen Diskotheken und auf manchen Festivals an Hörmüll ausgebreitet wird, ist schon mehr als Körperverletzung. Wir sollten uns vergewissern: Lärm zerstört die feinen Haarzellen (Seismographen) in unserer Hörschnecke, wenn sie zerstört sind, bleiben sie zerstört. Sie können nicht mehr nachwachsen. Lärm tötet auch die Seele. Aber die Zuordnung von Schallempfindungen zu dem Begriff »Lärm« hängt natürlich noch von vielen anderen subjektiven Faktoren ab wie: Gewöhnung, Geschmack, Empfindsamkeit, fortschreitende Taubheit ... usw. Manche Disco-»Musik« wird tragischerweise nicht mehr als »Lärm« wahrgenommen. Für viele Ohren ist es bereits zu spät. Sie sind geschädigt für alle Zeiten. Ein tragisches Kapitel in der Lärmbelästigung spielt ganz sicher der steigende Fluglärm, der bereits viele Menschen seelisch und körperlich krank gemacht hat. Es gibt bereits eine Unzahl an Vereinen und Vereinigungen, die sich sehr engagiert zum Ziel gemacht haben, gegen diese manchmal unerträgliche Lärmbelästigung öffentlich vorzugehen. So wurde zum Beispiel eine 2012 von der Bundesvereinigung gegen Fluglärm e.V. initiierte Forderung eines Nachtflugverbotes zwischen 22 und 6 Uhr bereits von 6722 Personen mitunterzeichnet.

Schallstoß

Beim plötzlichen Einwirken eines Schallreizes auf unser Gehör entsteht in unserer Gehörswahrnehmung das Erlebnis eines »Knacklautes«, wenn das Schallpaket von geringerer Intensität (kleine Amplitude) ist, bei sehr großer Intensität hören wir einen »Knall«. Knacklaute erzeugen in uns erhöhte Aufmerksamkeit. Vielleicht rührt diese Aufmerksamkeit noch aus unserem stammesgeschichtlichen Hörpotenzial, wenn im Urwald das leise Knacken eines Astes den lauernden Tod im Gehölz andeutete. Bergleute aus früherer Zeit hatten für diese Knackgeräusche ein besonderes Ohr. Sie verwendeten für den Ausbau der Stollen Fichtenholz, das wegen seiner besonderen Faserstruktur besonders schnell kleine Knackgeräusche aussendete, wenn das darüber liegende Gestein gefährlichen Druck ausübte, wenn das Gestein »arbeitete«. Diese Geräusche bedeuteten für den Bergmann, besondere Achtsamkeit walten zu lassen. Das Geräusch eines Knalles ist dagegen erst in jüngerer Zeit ein großes Gefahrensignal und löst eigentlich mehr Panik aus, seitdem wir wissen, welche Gefahren von Explosionen, Gewehren, Granaten, Bomben und Minen ausgehen können.

Rauschen

Dauert ein Geräusch über längere Zeit gleichmäßig an, ohne sich zu verändern, hören wir ein »Rauschen«. Wir erinnern uns, wie wir als Kinder eine Muschel an unser Ohr hielten und dieses geheimnisvolle Rauschen vernahmen. Es erzeugt Aufmerksamkeit und angespannte Stille, wenn wir in einem Ozean der Geräusche einen ganz bestimmten Ton aus der Fülle das Einzelne suchen. Im Rauschen liegt etwas Geheimnisvolles. Das Rauschen des Windes, eines Ährenfeldes oder einer Meeresbrandung kann uns zutiefst entspannen. Selbst das Geheimnis unseres Weltalls, seine uralte Vergangenheit entdecken die Forscher in den Signalen eines »kalten Hintergrundrauschens«.

Lautstärke

Das Ausmaß, die Intensität und Stärke eines Schallpakets, eine Funktion der Schwingungsweite (»Amplitude« genannt), macht den »Schalldruck« aus, auf der physikalischen Skala in Mikro-Bar gemessen, lässt uns einen Ton »lauter« oder »leiser« erklingen. Kontinuierlich ansteigender oder absteigender Schalldruck bewirkt im Gehör, dass ein Ton »anschwellt« oder »abklingt«. Eine besonders ausgeprägte Amplitude, ein besonders lauter Ton, wird in unserem Hörempfinden als »Schmerz« wahrgenommen. Die Schmerzschwelle einer Amplitude steht im funktionalen Zusammenhang mit der Frequenz eines Tones. Die subjektiv empfundene »Lautheit« einer Schallempfindung, eines Tones, messen wir in »Phon« oder »Dezibel«. Für die Schallstärke hatte man zunächst die Einheit »Bel« nach dem Erfinder des Telefons Alexander Graham Bell eingeführt. Weil die Skala sich als zu grob herausstellte, nahm man den zehnten Teil der Einheit, das »Dezibel« (dB). »Die Phon-Skala unterscheidet sich von der Dezibel-Skala darin, dass letztere unabhängig von der Frequenz ihren Nullpunkt bei einem Schalldruck von Zweizehntausendstel von 2x10-4 dyn pro Quadratzentimeter hat [dyn ist eine Krafteinheit. 1 dyn entspricht der Kraft, die notwendig ist, um eine Masse von 1 g mit 1 cm/s^2 zu beschleunigen] während die Phon-Skala von der Frequenz abhängt: ihre Null-Lage entspricht bei jedem Ton der absoluten Schwelle. Bei 1 000 Hz stimmen beide Skalen überein«.[6]

»Lautstärke«	**Phon**
Flüstersprache	20 bis 40
Umgangssprache	40 bis 60
Geräusche einer Großstadtstraße	60 bis 80
Geräusche in einer Fabrik	80 bis 100
Schmerzen erzeugender Lärm	> 130
Gefahr fürs Ohr bei Dauerbelastung ab	65
Schutzmaßnahmen nötig bei	> 95

---

6 M. MONJE, Sinnesorgane, in: Lexikon der Psychologie, hrsg. von W. ARNOLD, H. J. EYSENK, R. MEILI, Freiburg 1972, S. 347

Die Tonstärke hängt allerdings auch nicht nur von dem jeweiligen Energiequantum ab. Die Lautstärke eines isoliert dargebotenen Einzeltones hört sich anders an, als wenn sie unter den gleichen objektiven Umständen aus einer Mehrheit herausgehört werden muss. Nach einem Altmeister der physikalisch orientierten Psychologie Theodor Fechner (1801-1887) »wächst die erlebte Intensität proportional zum Logarithmus des physikalischen Reizes« (»Fechner`sche Gesetz«). Wenn zum Beispiel in einer Musikband eine Trompete spielt, gebe ich diesem Ton auf einer Lautstärkeskala den Skalenwert: 1. Bei 2 Trompeten bemerke ich die größere Tonstärke und gebe den Wert: 2 an. Bei 3 Trompeten spüre ich kaum einen Unterschied und würde wieder den Wert: 2 geben. Erst bei 4 Trompeten merke ich wieder einen deutlichen Unterschied und notiere eine: 3. Den nächsten merklichen Unterschied auf meiner subjektiven Lautstärkeskala würde ich erst bei 8 Trompeten merken, wieder den nächsten Schritt erst bei 16 Trompeten. Unser Gehör ist also keine isolierte Fähigkeit, sondern ist wie bei den übrigen Sinneswahrnehmungen eingebettet in einen bestimmten »Hintergrund«, in einen bestimmten Kontext, der für jede Wahrnehmung entscheidend ist.

4. Navigation

Eine stattliche Anzahl an Ohrerlebnissen, an Ohrschätzen, wird uns da an der Strand unseres Bewusstseins gespült, und dabei sind wir im Einzelnen noch gar nicht auf die vielen Differenzierungen und Feinheiten unter diesen Tonqualitäten eingegangen. Es ist in der Tat ein Schatz, der da »angespült« wird, gelegentlich unterbrochen von Strandmüll und Strandabfällen (Lärm, Knall ...). Während wir am Strand unseres Bewusstseins einhergehen und all diese angespülten Schätze betrachten, entdecken wir auch ein kostbares Gerät, mit dem wir den gesamten Ozean des Hörens, den Horizont aller Schallwellen so betrachten, dass wir uns orientieren können. Es ist gewissermaßen ein »Navigationsgerät«, nämlich die Fähigkeit, die Richtung aller Schallwellen zu orten, einen Hörraum zu erschaffen und uns in diesem Raum zu bewegen. Der Schall vermag ja von allen Seiten auf uns einzudringen. Wir sind ihm restlos ausgeliefert. Von vorne, von hinten, von unten, von oben, aus allen Himmelsrichtungen treffen die Schallwellen auf unsere beiden Ohren. Während unsere Sinne: Sehen, Riechen und Tasten an bestimmte Richtungen gebunden sind (Nahsinn), sprengt unser Hörsinn beinahe jede Beschränkung (Fernsinn). Dinge, die wir nicht mehr oder noch nicht sehen, schmecken, riechen oder tasten, wir hören sie schon oder hören sie noch. Geräusche umgeben uns, verlassen uns auch nicht in der Dunkelheit. Der Schall lässt uns nie allein. Er erschafft um uns herum einen eigenen Raum unserer Welterfahrung, bietet uns einen Raum der Kommunikation und der Orientierung. Unser Lebensschiff hat eine gute Navigation. Die Welt des Schalls lässt uns immer und überall und irgendwo »dabei sein«. Schon vom sechsten Tag der Geburt an erkennt das Kind die Stimme seiner Mutter wieder. Dank der Stimme der Mutter ist das Kind nicht einsam, auch wenn die Mutter einmal aus seinem Gesichtsfeld verschwunden ist ... Das Sprechen und Hören wird so zu einer »Weise des Seins-beim-Kinde«[7], die recht bald durch bewusste Ausdruckslaute des Kindes erwidert wird. Die Schallwahrnehmung bestimmt auch das Ichgefühl mit. Im Anfang dominiert beim Neugeborenen das Schlafen in hohem Maße über das Wachsein; und in den wenigen Stunden des Wachseins gibt es für das Kind erst nur ein gestaltloses Gesamterleben von Leibeseindrücken, das ab und zu von Licht und Schall durchbrochen wird. All das ist zu einer diffusen lust- oder unlustvollen Einheit verschmolzen. Das Kind ist der Wirkung der auf es einflutenden Reize recht passiv ausgeliefert. Im Laufe des zweiten Monats zeichnet sich eine merkwürdige Veränderung ab: Das Kind beginnt seine eigenen Bewegungen zu betrachten und verfolgt mit größter Aufmerksamkeit die sich vollziehenden Finger- und Handbewegungen; es führt sie langsamer aus und versucht sie nachzuahmen. In der gleichen Periode überrascht

---

[7] P. J. A. CALON & J. J. G. PRICK, Psychologische Grundbegriffe, Salzburg 1969, S. 53

es sich bei seinen eigenen Lautäußerungen und versucht, die von ihm ausgestoßenen Laute vorsätzlich zu erzeugen. Auch hier kann man das langsamer werden dieses mit Anstrengung vollzogenen Prozesses beobachten. In beiden Fällen fängt das Kind an, sich als Ursache und Zuschauer seiner eigenen Aktivität zu erfahren, womit der erste Schritt auf dem langen Weg zum Selbstbewusstsein unternommen ist«.[8]

Neben dem Eindrucks/Ausdruckswert dieses Hörraumes wird von unserem »Navigationszentrum« auch der Appell- und der Signalwert in besonderer Weise berücksichtigt. Es ist lebensnotwendig, den genauen Ort einer Nahrungsquelle, einer lauernden Gefahr, eines begehrten Objekts wahrzunehmen. Unsere Ohren peilen die genaue Richtung an und navigieren all unsere Sinne und Bewegungen in die gehörte Richtung. Wir sprechen vom »Richtungshören«. Für die »Not« genügt auch ein Ohr dafür. Da aber alle hörenden Lebewesen zwei Ohren, auf der rechten und linken Seite des Kopfes symmetrisch angeordnet, besitzen, hat dieses Richtungshören mit beiden Ohren zu tun. Es gibt viele Theorien, die das Zusammenspiel der beiden Ohren bei diesem Richtungshören beschreiben. Durchgesetzt hat sich im Wesentlichen die Theorie von Hornbostel, die man »Zeittheorie« bezeichnet. Die Lokalisation einer Richtung kommt demnach dadurch zustande, dass ein Schall nicht beide Ohren gleichzeitig erreicht, sondern wegen der beidseitigen Anordnung mit einer kleinen Zeitdifferenz. Das eine Ohr nimmt den Schall Bruchteile von einer Sekunde früher auf als das andere. Es genügt schon ein Dreihunderttausendstel einer Sekunde, um eine Richtungsänderung wahrzunehmen. Das Gehirn errechnet aus dieser Zeitdifferenz die genaue Richtung des Schalls. Ergibt die Differenz eine Null, so hören wir den Schall genau vor uns in der Mitte. Unser Bewusstsein hört dabei nicht zwei einzelne (zeitlich versetzte) »Schälle«, sondern einen Schall mit einer bestimmten Richtung.

---

[8] ebd., S. 56-57

Wir sind nun am Ende unserer kleinen Hörreise, auf der wir uns die verschiedenen Stationen unseres Hörvorgangs vorzustellen versuchten. Wir haben uns mit den mannigfaltigen Umwandlungen der Schallwellen beschäftigt, sind am Beispiel des Satzes »Ich liebe Dich!« den verschiedensten Wellenbahnen nachgegangen, bis sie an den Strand des Hörbewusstseins brandeten, um dort wie »Strandgut« die unterschiedlichsten Hörerlebnisse zu bilden. Es wurden nur die wichtigsten Stationen beschrieben, unerwähnt blieben dabei die unendlich kleinen Schritte dazwischen, die wohl nie restlos erforscht und von uns verstanden werden können. Die beschriebene Hörstrecke wird jedoch ausreichen, unsere Ohren, unsere Hörwahrnehmung und unser Hörerlebnis mit Bewunderung und Hochachtung unserer Schöpfung und ihrem Schöpfer gegenüber betrachten zu können. Aus einer Ehrfurcht heraus wird es uns dann leichter fallen, dieses kostbare Gut – unser Gehör – in Zukunft besser zu schützen, seine Fähigkeiten auszuschöpfen und seine Gefährdung früher zu erkennen.

III

HÖR-WEISEN

Das, was wir so schnell mit jenem kleinen Wort »hören« bezeichnen, ist in der Tat ein »unerhörter« Vorgang, ein sehr komplexes und kreatives Kunstwerk und keineswegs ein einfacher Abklatsch oder eine Kopie der Wirklichkeit. Das, was aus der Wirklichkeit auf uns zukommt, sind lediglich Schallwellen, die in bestimmter Schnelligkeit (Frequenzen) und in unterschiedlicher Ausformung (Amplituden) auf unser Trommelfell treffen. Mehrere Menschen sind den gleichen Schallwellen ausgesetzt und können doch alle etwas ganz anderes »hören«. Der eine hört nur die Hälfte dessen, was ein zweiter wahrnimmt. Ein dritter hört etwas ganz anderes. Ein vierter hört einen aggressiven Unterton, ein fünfter eine Anspielung, ein sechster einen Hilferuf und wieder ein anderer eine Unsicherheit heraus. Wenn auch die Schallwellen eine gewisse Objektivität aus unserer Welt zu uns tragen, unser Bewusstsein, das mit allen geistigen, seelischen, körperlichen und sozialen Ebenen unserer Person in Verbindung steht, bildet daraus eine eher subjektive Gesamtempfindung, die wir als »hören« bezeichnen.

Weil jeder Mensch im Moment des Hörens ein unterschiedliches Bewusstsein hat, hat auch jeder seine ihm eigene »Hör-Weise«, wobei das Wort »Weise« wie in der Welt der Musik eine ganz bestimmte, charakteristische, unverwechselbare Melodie bezeichnet. Obwohl zum Beispiel vier Menschen in einem Raum das gleiche Schallpaket wahrnehmen, können sie doch alle in irgendeiner »Weise« anders »hören«. Sie hören auf ihre eigene Weise, die mit der Weise der anderen mehr oder weniger Gemeinsamkeiten tragen kann. Obwohl die vier Menschen in unserem Beispiel alle die gleichen Ohren (Wahrnehmungsorgane) besitzen, hören alle vier vielleicht doch mit »ganz anderen Ohren«. Eine objektive Schallwelle sagt zum Beispiel: »Es ist aber sehr kalt hier!« Die erste Person, die »rein sachlich« hört, fragt sich vielleicht, wie viel Grad über null es im Moment noch sind. Mehr »hört« sie nicht aus diesem Satz. Eine zweite Person »bezieht« den gleichen Satz auf sich selbst und fragt sich, wie der Sprechende das wohl verstanden wissen will, was er da gerade gehört hat, ob das vielleicht eine Anspielung sei, dass jener sich in seiner Gegenwart nicht wohl fühlt. Ein dritter hört daraus einen eindeutigen Befehl, die Heizung höher zu drehen. Der vierte schließlich macht sich beim Hören seine eigenen Gedanken, wenn er aus der Bemerkung »es ist aber sehr kalt hier!« eindeutig eine große Unsicherheit dessen »heraushört«, der diesen Satz ausgesprochen hat. Jeder unserer vier Hörer hört im Moment auf seine Weise. Wir spüren, wie bestimmte Vorerfahrungen, wie bestimmte momentane Gestimmtheiten, wie bestimmte Zusammenhänge das gestalten können, was wir »hören«. Man spricht in diesem Zusammenhang dieser verschiedenen Empfangsgewohnheiten von verschiedenen Ohren, »dem Sach-Ohr«, »dem Beziehungs-Ohr«, »dem Appell-Ohr« und »dem Selbstoffenbarungs-Ohr«.[9]

Zu den unterschiedlichen Hörweisen gehört auch die unterschiedliche Art der Aufmerksamkeit, mit der Menschen hören. So wie es »Allesfresser« und »Feinschmecker« gibt, so ähnlich verhalten sich auch die Menschen beim Vorgang des Hörens. Es gibt welche, die können ohne großen Widerstand alles zusammen hören: Radiomusik, Fernsehgeräusche, Unterhaltung, Kindergeschrei, Geräusche vom Rasenmäher und Hundegebell. Nicht selten werden wir zu solch akustischer Vielfresserei gezwungen, ohne dass wir uns wirksam dagegen wehren können. Ein anderer zieht sich in die Stille seines Zimmers zurück und lauscht aufmerksam und entspannt zugleich den Klängen einer Panflöte. Die Art dieses Menschen zu hören könnten wir dann mit der Bezeichnung »Feinschmecker«

[9] F. SCHULZ von THUN, Mit einander reden, Bd, 1 und 2, Reinbeck bei Hamburg, 1981, S. 11-ff

charakterisieren. Ob ich immer wieder akustischen Müll haufenweise in mich hinein schaufle oder ob ich mich ganz gezielt und aufmerksam einem bestimmten Hörereignis widme, prägt, kultiviert oder schädigt auf die Dauer mein Hörvermögen. Der Hörvorgang ist kein vereinzelter Vorgang, kein eindimensionaler Prozess, sondern ein sehr komplexer Vorgang, ein Kompendium physikalischer, physiologischer, psychischer, geistiger, sozialer und kultureller Prozesse und Gegebenheiten.

Zu unserem Hören gehört nicht nur die Welt des Schalls, der aus der Außenwelt in uns eindringt. Zum gut entwickelten Hören gehört auch die Fähigkeit, Aufmerksamkeit richten zu können auf Botschaften und Signale, die aus unserem »Innern«, aus unserem »Gewissen« und aus unserem »Herzen« kommen.

Nicht wenig Menschen behaupten von sich, »Stimmen zu hören«, »Geräusche wahrzunehmen«, auf die unsere Ohren absolut nicht reagieren. Oft sind es Menschen, die es nicht mehr verkraften können, ihre schmerzende Welt zu verändern und stattdessen einfach die Wahrnehmung ihrer Welt verändern. Hören ist ein kreativer Vorgang, auch in einer Krankheit, jeder hört das, was ihm hilft, sich in seiner Welt zurecht zu finden. Was diese Menschen hören, ist auch Realität, »ihre Realität«. Wir bezeichnen sie als »Spinner«, »Wahnsinnige«, »Schizophrene« und machen uns nicht deutlich, dass das, was wir hören, auch nicht immer mit »Realität« zu tun hat, sondern nur ein Modell widerspiegelt, das wir »Realität« nennen.

Die Phantasien, Wünsche, Erwartungen und Interessen eines Menschen, seine Vorlieben, seine Fähigkeiten und Stärken, aber auch seine Schwächen, seine Ängste und Befürchtungen prägen auch seine ureigene Weise, wie er anderen Menschen zuhören kann, wie er an Menschen einfach vorbeihören kann, wie er manches überhören und wie er Dinge in Menschen hineinhören kann. Manchmal hören wir nur solche Dinge, die wir gerne hören wollen und blenden all das aus, was der andere wirklich zu uns gesagt hat. Auf der anderen Seite hören wir bereits die Flöhe husten oder haben im Gegenteil dicke Schwielen auf unserem Gehör, die uns fast völlig taub machen, unseren Mitmenschen zuzuhören. Dies sind nur einige Beispiele alltäglicher »Hörweisen,« denen wir in den folgenden Kapiteln etwas näher nachgehen sollten, Hörweisen, die wir einerseits lernen, wiedererlernen, weiterentwickeln und fördern können, oder die wir besser wieder verlernen oder abstellen sollten. Wir sollten nicht nur unserer vielen Sinne bewusst und stolz darauf sein, sondern sie auch pflegen und achten. Wir sind auch ein Stück dafür verantwortlich, was wir sehen, hören, riechen, fühlen, schmecken. Wir sollten uns nicht alles, wie man gerne sagt, »einfach nur reinziehen«, sondern wir sollten auch wieder lernen, all das in unserer Wahrnehmung zu meiden, was uns nicht aufbaut, was uns stattdessen reicher und vollkommener macht, was uns nicht auf die Dauer belastet und negativ beeinflusst. Wir können unseren Sinnen helfen zu lernen. Wir können zum Beispiel lernen, besser hinzuschauen und genauer hinzuhören.

So ließe sich mit Recht jene alte jüdische Weisheit aus dem Talmud noch vervollkommnen: »Achte auf deine Sinne, sie liefern Dir deine Gedanken. Achte auf deine Gedanken, denn sie werden deine Worte. Achte auf deine Worte, denn sie werden deine Gewohnheiten. Achte auf deine Gewohnheiten, denn sie werden dein Charakter. Achte auf deinen Charakter, denn er wird dein Schicksal.«

Die anschließenden Kapitel sind so aufgebaut: Ein jeweils einleitender Text »zum Hören«, das Nachfolgende zum »Überdenken« sowie ein Beispiel zum »Einstimmen« ins jeweilige Thema sind auf mögliche Veränderungen unseres Hörvermögens hin ausgerichtet.

Hinweis:
Die mit einem (*) gekennzeichneten Sprichwörter und Aphorismen stammen aus einer der wohl größten Aphorismus-Sammlungen: www. aphorismen.de

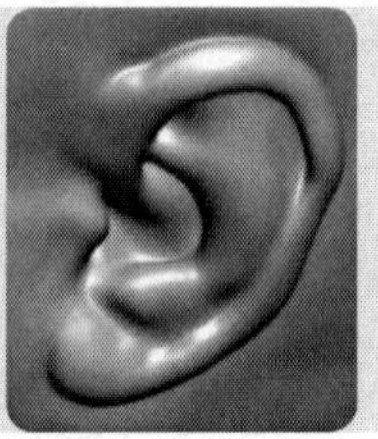

1. »Ich bin ganz Ohr.«

Spannung

zum Hören

Einem Menschen richtig zuzuhören, das kann man nicht mit halbem Herzen oder halbem Ohr. Sich wirklich auf jemanden einzulassen wird immer zu einer echten Begegnung. Neugierde und waches Interesse öffnen dabei unseren Ohren die Tür. Gespräche, in denen wir »ganz Ohr« sind, halten uns in Atem und können spannend wie ein Abenteuer sein.

zugewandt

Jemand hat zu mir gesprochen
und nicht an mir vorbei.
Jemand hat sich mit mir eingelassen
und nicht das Risiko gescheut.
Jemand hat mir zugehört und
nicht auf die Uhr gesehen.
Jemand hat sich mir zugewandt und
nicht ungeduldige Augen gemacht.
Jemand hat mich mitgenommen
und mich nicht sitzen gelassen …

MARTIN GUTL*

»Die Reise in uns selbst ist auch im Zeitalter der Raumfahrt das größte menschliche Abenteuer geblieben. Wir brauchen ein Fahrzeug dafür. Wir tragen es bei uns und ahnen nicht, wie weit es uns tragen kann. Es ist unser Ohr.«[10]

JOACHIM ERNST BEHRENDT

Noch bevor wir das »Licht der Welt erblicken", hören wir ihren Klang, den Herzschlag der Mutter, wir hören nicht nur ihre Stimme, sondern auch ihre »Stimmungen« und sind wohl sehr »gespannt« darauf, wie das mit der Welt da draußen sein wird. Es ist genau diese Spannung, das Gerichtet sein auf diese Welt, die wir wahrnehmen mit all unseren Sinnen: hören, sehen, riechen, schmecken und fühlen. Dabei hat gerade das, was unsere Wahrnehmung erst entstehen lässt, im Kern etwas damit zu tun, was »Spannung« ausmacht. Das, was unsere Sinne von unserer Welt aufnehmen, Lichtwellen, Schallwellen, Geruchs- und Geschmackspartikel, Wärme und Beschaffenheit all der Dinge, die wir ertasten, werden ja auf dem Weg in unser Gehirn, dem Zentrum unserer Wahrnehmung, zunächst in elektrische Impulse umgewandelt, das heißt in »elektrische Spannung« im Minivoltbereich, die in ihrer Heftigkeit (Amplitude) wie in ihrer Häufigkeit (Frequenz) gewissermaßen die Buchstaben, die Noten und Botschaften unserer Wahrnehmung bilden. Die Wahrnehmung unserer Welt ist also nicht nur motivational auf Spannung aufgebaut, sondern verwandelt sich selbst in Spannung. Spannung hat viel mit Aufmerksamkeit, Neugierde, Gerichtetheit, ja auch immer etwas mit Abenteuer zu tun. Joachim Ernst Berendt drückte es einmal so aus: »Die Reise in uns selbst ist auch im Zeitalter der Raumfahrt das größte menschliche Abenteuer geblieben. Wir brauchen ein Fahrzeug dafür. Wir tragen es bei uns und ahnen nicht, wie weit es uns tragen kann. Es ist unser Ohr.«[11] So, wie

---

[10] Zitat stammt aus einem Katalog des Bauer-Verlages, 1993

[11] ebd.

bei jedem Abenteuer am Anfang eine Neugierde steht, die Lust, etwas zu finden, herauszufinden, die Spannung auf den Verlauf und die Erfahrungen unserer Reise, so steht wohl auch am Anfang unseres Hörens eine innere Spannung, die Neugierde, die Lust auf das, was wir hören werden.

»mit halbem Ohr«

So, wie kein Abenteuer gelingen kann, wenn jemand sich nur halbherzig auf den Weg macht, so wird unser Vorgang des Hörens nur bruchstückhaft und fehlerhaft sein, wenn wir nur mit »halbem Ohr« hinhören. Nein, wir müssen dabei »ganz Ohr« sein, wenn wir uns nicht mit »halben« Sachen beschäftigen wollen, wenn wir nicht am eigentlichen Leben vorbeigehen wollen. Wolfgang von Goethe bringt es auf den Punkt, wenn er sagt: »Aufmerksamkeit ist das Leben.«* Wir Menschen sind nicht nur auf das »Überleben« hin gerichtet, sondern auch auf das »Leben«. Um das Leben zu verstehen, müssen wir allerdings unsere Wahrnehmung vollständig angehen. Einen Menschen, eine Musik, ein Gedicht vollständig wahrzunehmen, nicht nur Töne und Wörter, dazu brauchen wir nicht nur unsere Ohren, wir brauchen auch unser Herz, das sich mit Interesse, Neugierde, ja mit Liebe und Leidenschaft auf den Weg macht, um all das, was da auf uns zukommt, zu begrüßen und mit Interesse aufzunehmen. »Interesse und Aufmerksamkeit sind nahe Verwandte«*, sagt Ernst Ferstl und Hugo von Hofmannsthal geht noch weiter, wenn er sagt: »Aufmerksamkeit und Liebe bedingen einander wechselseitig.«* Aufmerksamkeit und liebevolle Anteilnahme sind die eigentlichen Hörqualitäten. Die Stärke der Aufmerksamkeit beim Hören ist abhängig von der Stärke unserer Leidenschaft. Philipp Lord Chesterfield betont in besonderem Maße diesen Zusammenhang und fasst zusammen: »Ein Mensch ohne Aufmerksamkeit ist überhaupt nicht geeignet, in der Welt zu leben.«* Ich werde meine Welt gut verstehen, wenn ich immer beim Hören »ganz Ohr« bin.

»ganz Ohr sein«

In einem Gespräch »ganz Ohr« zu sein, bedeutet, dass ich meine Aufmerksamkeit nicht noch mit anderen Sachen teilen darf, zum Beispiel dabei Musik zu hören, auf die Uhr, aufs Telefon zu achten ... usw. Irgendjemand hat einmal geklagt: »Früher rasierte man sich, wenn man Beethoven hören wollte, heute hört man Beethoven, während man sich rasiert.« Es gibt Menschen, die hören ohne irgendetwas zu hören, sie haben ihre Ohren buchstäblich auf Durchzug gestellt, was sie mit einem Ohr hören, geht, ohne im Inneren gehört zu werden, wieder aus dem anderen Ohr hinaus, verpufft. Manchmal stecken Menschen mit »beiden Ohren in der Arbeit«, wie sollen sie da noch wirklich hören? Man sagt nicht umsonst, dass man zu nichts kommt, wenn man zu viel »um die Ohren« hat. Wer träge vor sich hinstarrt, wer auf seinen »Ohren sitzt«, der kann auch nicht hören. Nicht selten gehen unsere Ohren, wenn wir zu sehr in Arbeit, Stress und Eile stecken, in den Streik, wir erleiden dann einen so genannten »Hörsturz« oder werden so lange mit einem unerwünschten quälenden Ton, »Tinnitus« nennen ihn die Ärzte, gequält, bis unser Verhalten zufriedenstellend verändert wird. Jeder von uns kennt sicherlich jene tiefe Enttäuschung, wenn wir jemandem eine Situation schildern, unter der wir leiden, und dann nach einer Zeit feststellen müssen, dass unser Gegenüber uns überhaupt nicht zugehört hat. Es bedeutet für jeden eine große Lieblosigkeit, wenn jemand uns keine Aufmerksamkeit schenkt, ständig gelangweilt oder gestresst auf die Uhr schaut, wenn er obendrein noch gähnt oder immer wieder das Gespräch an sich reißt. Wie enttäuschend und lästig ist es für uns, wenn unser »Gesprächspartner« unser Gespräch nur nutzt, um immer wieder selber das Gespräch an sich zu reißen. Wir kommen uns dann nur als willkommene »Stichwortgeber« vor, damit der andere seine Worte los wird. Wir bleiben ungehört auf der Strecke. Das ist in manchen Situationen in der Tat »unerhört«. In manchen Gesprächen hat man deutlich den Eindruck, dass uns unser Gegenüber nicht richtig ausreden lässt, ungeduldig darauf wartet, uns ins Wort zu fallen, um endlich seine Meinung los zu werden. Wer so ständig auf der Lauer liegt, ist eigentlich nicht richtig interessiert daran, mich wirklich zu verstehen. Das meiste, das ich ihm sage, kann er nur ungeduldig zur Seite schieben, er empfindet es wahrscheinlich nur als Hörmüll, dem er sich nicht länger aussetzen will. Er »hört« mir zwar rein äußerlich noch zu, aber er ist schon längst aus dem Gespräch ausgestiegen, er ist emigriert. Richtig zuzuhören erfordert ein ehrliches Interesse. Dort, wo es nicht vorhanden ist, kommt kein gutes Gespräch zustande, es quält sich so hin. Besser wäre es, wenn ich meinem Gesprächspartner offen und ehrlich bekennen würde, dass ich im Moment nicht aufnahmefähig bin, dass mich im Moment ganz andere Dinge beschäftigen und dass ich ihm wirklich zuhören werde, wenn ich meine »Ohren« oder meinen »Kopf« wieder frei habe. Das schafft Vertrauen und zeigt wirkliches Interesse.

»die Ohren spitzen«

Ein Zeichner, der eine Skizze oder eine Zeichnung anfertigen möchte, der wird wohl nicht einen Bleistift oder einen Farbstift wählen, der bereits abgerieben oder gar ganz abgebrochen ist. Er wird in der Regel seine Stifte vorher spitzen. Nur so wird er exakte Striche und Linien anfertigen können. Beim Vorgang des Hörens erfordert es Ähnliches. Wenn ich auf etwas gespannt bin zu hören, dann werde ich auch meine »Ohren spitzen«, werde mit Aufmerksamkeit dem Gespräch folgen oder mit großer Leidenschaft eine Melodie oder einen Rhythmus in mich aufnehmen. Wenn ich mich auf ein Lied so richtig freue, dann wird es wohl in meinen Ohren regelrecht »jucken«, das heißt, meine Ohren sind hellwach, wir können es kaum erwarten. So wird unser Hören zu einem wahren Hörerlebnis. Es tut gut, sich mit jemandem zu unterhalten, der vorher dafür sorgt, dass die richtige Atmosphäre geschaffen wird. Vielleicht wird er mir sagen: »Komm, lass uns ein Stück in den Wald gehen, dort können wir ruhiger miteinander reden« oder wenn er mich darum bittet, noch zwei Minuten auf das Gespräch zu warten, damit er seine Arbeit noch abschließen und dann ganz für mich da sein kann. Am Anfang jedes Hörvorgangs sollte die Bemühung stehen, so viel Ruhe und

Stille herzustellen, wie es erforderlich ist, das Gehörte wirklich aufzunehmen und unserem Gedächtnis zu »übergeben«. Pierre Marc Gaston Duc de Levis bezeichnet deshalb »die Aufmerksamkeit als Meißel des Gedächtnisses«.* Es ist auch verständlich, dass Hunger und Durstgefühle unsere Ohren in eine Richtung hören lassen, die wir schlecht steuern können. Das Plätschern eines Brunnens lenkt unsere Ohren natürlich in die Richtung, die unseren Durst stillen könnte. Andere »sachliche« Gespräche haben in diesem Augenblick wenige Chancen. Oft gibt es zwischen mir und meinem Gegenüber so genannte »Altlasten«, die ebenfalls ein richtiges, aufmerksames Zuhören unmöglich machen. Dies können Gefühle sein wie Neid, Hass, Ekel, es können alte Erfahrungen sein wie persönliche Verletzung, zugefügte Schmerzen. Natürlich werden solche Gefühle und Erfahrungen mein Zuhören beeinflussen, überlagern oder »färben«. Jeder, der die Erfahrung gemacht hat, sich vorher mit seinem Gegenüber offen über diese »Störungen« zu unterhalten, der wird merken, wie sich danach Gespräche besser führen lassen, offener, unverfälschter bei uns und bei dem anderen ankommen. Manchmal verstehen wir im Gespräch nicht alles, was der andere uns sagt. Hier ist es natürlich ratsam, das Gespräch zu unterbrechen, um genauer nachzufragen. Wer dies nicht tut, hat es sehr schwierig, dem Gespräch richtig zu folgen, weil er zunehmend an bestimmten Fragen klebt, die ihm nicht beantwortet werden. All dies sind Voraussetzungen, die Spannung während des Hörens aufrecht zu erhalten, um sich aufmerksam dem Hören hinzugeben.

Der Wiener Kardinal Franz König hat einmal den Weg von Mensch zu Mensch beschrieben, dass er weiter und schwieriger sei als der Weg von der Erde zum Mond. Dabei wäre dieser Weg so einfach, wenn wir es schaffen würden, unserem Gegenüber einfach nur gut zuzuhören. Anscheinend ist dieses gute Zuhören das wirklich »spannendste« Kapitel zwischen Mensch und Mensch, wohl eines der schwierigsten Kapitel. Und dennoch kann man es lernen, Schritt für Schritt in einem Gespräch einen Spannungsbogen zu erzeugen und auch durchzuhalten durch unser aktives Zuhören, indem ich nicht nur verstehe, was ich will, sondern auf alle Töne und Zwischentöne meines Gegenübers achte.

- Es fängt schon damit an, dass ich mir genügend Zeit nehme, dass ich dafür sorge, dass mein Gegenüber und ich in einem »entspannten« Rahmen das Gespräch führen können. Nur so kann sich Spannung bilden. Nicht nur meine Ohren, mein ganzer Körper sollte »auf Empfang« eingestellt sein. So kann ich auch alle Signale, die verbalen wie die nichtverbalen, meines Gesprächspartners registrieren und kann so auf sie auch reagieren. Jeder von uns sucht die Resonanz im Gespräch.

- Ein spannendes Gespräch plätschert nicht nur ständig vor sich hin und gleicht auch keinem reißenden Fluss, sondern gleicht eher einem Gewässer, das sich im Wechselspiel von Fließen und Ruhen befindet. So lebt auch jedes spannende Gespräch von einem Gleichgewicht von Sprechen und Schweigen. Jedes Gespräch braucht auch die Phasen der Ruhe, wenn wir das Gehörte richtig aufnehmen und verarbeiten wollen. In diesen Ruhephasen entstehen kreative Momente, werden wir neugierig gemacht auf Fortschritte im Gespräch. Spannend wird ein Gespräch nicht nur dadurch, dass ich meinem Gegenüber gut zuhören kann, sondern es lebt auch von der Fähigkeit, dass ich mir selber während des Gesprächs gut zuhören kann, dass ich so auch registrieren kann, welche Stimmungen, Reaktionen und Impulse in mir selber aufsteigen. Ich kann so meinem Gegenüber mitteilen, was er in mir auslöst, ich kann ihm die nötige Rückmeldung geben, auf welche Resonanz seine Mitteilungen stoßen. Natürlich sollte ich dabei nicht ständig seinen Redefluss unterbrechen, sondern sollte meine Rückmeldung dann einfließen lassen, wenn wieder genügend Ruhe geschaffen wurde. Die gute Balance von ansteigenden und wieder abschwellenden Spannungsbögen ist notwendig für ein Gespräch, in dem ich Aufmerksamkeit nicht nur erzeugen, sondern auch halten kann. Dieses Gleichgewicht können wir uns auch körperlich immer wieder bewusst machen und genießen, wenn wir nach bestimmten Phasen der Anspannung einzelner Muskeln auch das angenehme Gefühl genießen können, wenn wir diese Muskeln auch wieder entspannen. Echte Spannung kann nur wirksam werden im Wechselspiel zur Entspannung. Fließen kann nur wahrgenommen werden im Kontrast zur Ruhe. Dazwischen spannt sich dann ein Bogen, ein so genannter »Spannungsbogen«.

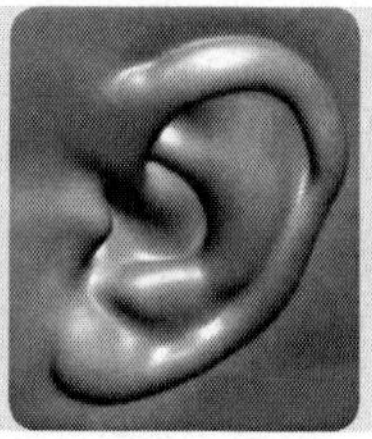

2. »Einfach nur zuhören.«

Zuwendung

zum Hören

In einem phantastischen Märchen beschreibt der Schriftsteller Michael Ende in der Figur des Mädchens Momo die wahre Kunst des Zuhörens. »Das ist doch nichts Besonderes«, so denken wir, »das wird doch wohl jeder können!« Jedoch ist richtig zuhören wirklich eine Kunst, die nicht jeder Mensch beherrscht. Sie hat letzten Endes mit Liebe zu tun.

Momo

»Wie Momo sich aufs Zuhören verstand, war ganz und gar einmalig. Wenn jemand meinte, sein Leben sei bedeutungslos und er selbst nur irgend einer unter Millionen, einer, auf den es überhaupt nicht ankommt und der ebenso schnell ersetzt werden kann wie ein kaputter Topf – wenn der hinging und erzählte alles das der kleinen Momo, dann wurde ihm, noch während er redete, auf geheimnisvolle Weise klar, dass er sich gründlich irrte. Dass es ihn, genau so wie er war, unter allen Menschen nur ein einziges Mal gab, und dass er deshalb auf seine besondere Weise für die Welt wichtig war. So konnte Momo zuhören!«[12]

MICHAEL ENDE

[12] M. ENDE, Momo, Freiburg 1986

»Wie sagt man jemandem, der nicht zuhören kann,
*dass er nicht zuhören kann?«**

ERNST FERSTL

In der Beratungsarbeit der Telefonseelsorge kommt es nicht selten vor, dass sich die Anrufenden nach einem Gesprächskontakt ganz herzlich für das Gespräch bedanken. Bei näherer Rückfrage, was ihnen da genau im Gespräch geholfen habe, kommt sehr häufig eine Antwort, die die Beraterinnen und Berater überrascht. Da wird nicht gesagt: »Ihr guter Ratschlag, Ihre klugen Worte, Ihre befreiende Sicht der Dinge, Ihre klugen Tipps ...« usw, sondern: »Es hat mir so gut getan, dass mir jemand einfach zugehört hat. Danke!« Dieses »einfach zuhören« ist alles andere als »einfach«, es ist in der Tat etwas äußerst Schwieriges, was man richtig lernen muss, es ist etwas Kostbares, was einem geschenkt wird. Es ist bei weitem mehr und wesentlich schwieriger als einfach nur »hören«. Zuhören heißt: hinhören, innewerden, den, dem man zuhört, annehmen, gelten lassen, jemanden ernst nehmen. Ein Mensch, der zuhören kann, der hat so etwas wie »Seltenheitswert«. Es gibt eine Lebensweisheit aus der Mandschurei, die besagt: »Wer es im Leben weit bringen will, muss zwei Dinge beherrschen: lachen und zuhören können.«*

Zuhören, was der andere sagt.

Allen, die eher in einem Gespräch auf die Kraft und die Schärfe ihrer Argumente setzen, sei ein indisches Sprichwort entgegengesetzt: »Zuhören überzeugt mehr als argumentieren.«* Oder: »Zuhören können ist der halbe Erfolg«, sagte Calvin Coolidge, der 30. amerikanische Präsident, denn wer gut zuhören kann, der erspart sich so viele Worte. In der Tat ist es so, wie es Anke Maggauer-Kirsche einmal formuliert hat: »Je weniger wir zuhören, desto mehr wird geredet.«* Der griechische Philosoph Zenon von Elea begründet die Wichtigkeit des Zuhörens bereits in einer physiologischen Besonderheit, wenn er sagt: »Die Natur hat uns nur einen Mund, aber zwei Ohren gegeben, was darauf hindeutet, dass wir weniger sprechen und mehr zuhören sollten.«*

Manchmal kann einer, der zuhört, wichtiger sein als ein Stück Brot und ein Schluck Wasser. Hören ist nur ein akustischer Vorgang, Zuhören ist eher eine Geste des Herzens. Zuhören bedeutet Anteil zu nehmen, im wörtlichen Sinn: Ich nehme die Teile, die (mir) mitgeteilt worden sind, an. Anteilnehmen geschieht, wenn echtes Interesse vorhanden ist und das Herz sich dem Redenden zuwendet. Wer gut zuhören kann, ist auch bereit, sich mit Engagement im Interesse seines Gegenübers, wenn es nötig ist, »umzuhören«.

Derjenige, der es versteht, gut zuzuhören, hört genau, was der andere ihm mitteilen möchte. Er achtet nicht nur auf seine Worte, er versucht auch herauszufinden, was ihn im Inneren seiner Seele, seines Herzens bewegt, was ihn erfreut, was ihn quält, was ihn ängstigt; er versucht, seine Wünsche und Hoffnungen herauszufinden. Hier wird bereits deutlich, dass Hören zwar ein Vorgang ist, an dem unsere Ohren teilnehmen, aber im Zuhören wendet sich meine ganze Person, meine ganze Körperhaltung dem Redenden zu. Diese Haltung des »Zuhörens« wird für unser Gegenüber eine Erfahrung, nicht allein zu sein, begleitet und verstanden zu werden. Im Zuhören wird ein »Dazugehören« erschaffen, ein Gefühl, das von so manchen Ängsten befreien kann, weil es Einsamkeit überwindet.

Zuhören, was der andere nicht sagt.

In manchen guten und erfolgreichen Beratungsgesprächen ist der Redende oft überrascht, manchmal sogar geschockt darüber, was der oder die Zuhörende aus dem Gespräch »herausgehört« hat, was der Redende zwar nicht gesagt hat, aber durchaus hätte sagen können, wenn er sich getraut hätte, wenn er offener und ehrlicher zu sich gewesen wäre. Er ist dem Zuhörenden sehr dankbar, dass dieser auch hören kann, was er nicht sagt, dass er die Gabe hat, sich in ihn einzufühlen. Das schafft große Nähe und Vertrauen. Natürlich ist diese Gabe, auch das hören zu können, was der andere im Moment nicht sagt oder nicht sagen kann, mit einer gewissen Vorsicht und Bescheidenheit zu verwenden, will man nicht als »Besserwisser« betitelt werden. Außerdem sollten dabei wir nicht zu schnell oder zu ungeduldig sein, denn wer Menschen kennenlernen will, muss abwarten können, bis sich jemand irgendwann von selbst meldet. Allerdings ist es häufig so, dass ich, was meine eigene Person angeht, irgendwie blind bin gegenüber meinen Schwächen. Ich sehe nicht immer klar jene Situationen, die mich in Schwierigkeiten bringen, die mich krank machen oder die mich von anderen isolieren können. Das, was ich offen in einem Gespräch von mir preisgebe, ist oft nur die halbe Wahrheit. Wer sich mir gegenüber im Gespräch immer nur als »Opfer« darstellt, der verhüllt bisweilen in tragischer Weise auch seine »Täterschaft«. Ein guter Zuhörer hört vielleicht auch das Nichtgesagte, hört hinter der betont »leidenden« Art auch jene aggressiven Töne, die dem Redenden manches mal nicht bewusst sind, die ihn aber im Umgang mit seiner Familie immer mehr isolieren. Hinter dem Depressiven hört ein aufmerksamer Zuhörer manchmal eine große versteckte, nach innen fehlgeleitete Aggression. Solche versteckt aggressiven Töne, die jemanden in seinem privaten Umfeld isolieren können, übertragen sich häufig auch in einem Beratungsgespräch. Der oder die Beratende hört diese versteckte aggressive Seite auch im aktuellen Beratungsgespräch, mehr oder weniger offen. Die vom Zuhörenden subjektiv empfundenen Stimmungen gilt es dem Redenden bewusst zu machen, nicht als bloße Feststellungen, die ich ihm überstülpe, sondern als meine (vielleicht sich irrenden) subjektiven Gefühle, die ihm aber vielleicht helfen können, sein Fehlverhalten klarer sehen zu lernen. Das, was der Zuhörende hört, nicht akustisch, sondern mit seinem wachen Gefühl, kann für den Redenden eine wertvolle Rückmeldung sein, in Zukunft eher auf diese Seite zu achten und sie damit besser bearbeiten oder verändern zu können. Es gibt nicht wenige Menschen, die einem in einem Gespräch nicht mit Worten etwas zu verstehen geben, viel mehr mit ihren Augen, Gesten, ihrer Stimmlage: »Mein Äußeres mag sicher erscheinen, aber es ist meine Maske. Darunter bin ich, wie ich wirklich bin: verwirrt, ängstlich, aggressiv, feige, in Furcht und alleine. Aber ich verberge das. Ich möchte nicht, dass es irgendjemand merkt und doch sehne ich mich danach, dass es mir jemand sagt, in Liebe und aus einem Respekt heraus, so, dass ich auch offen dazu stehen kann, dass ich mich dennoch dabei geachtet und geliebt fühle.« Wer auch das zu hören vermag, begreift, was die Kunst des Zuhörens wirklich vermag.

zuhören und mich selbst nicht überhören

Wer nicht begreift, welch wichtige Rolle in einem Gespräch das Zuhören spielt, wer im Zuhören »nur« einen passiven Aufnahmevorgang sieht, der hat nicht begriffen, welche Bedeutung es in Wirklichkeit hat. Wenn jemand im Gespräch mich einfach nur »zumüllt«, wenn jemand nur sein ständiges Gejammere bei mir loswerden will, dass ich als »guter Zuhörer« einfach nur stillhalten soll wie ein Mülleimer, der geht allerdings von einem Zerrbild des Zuhörens aus: als ob Zuhören nur so ein passives Aufnehmen von Worthülsen sei, ein stilles, geduldiges Ausharren, bis der Redeschwall ans Ende gekommen ist. Zuhören ist keine Opferhaltung, auch wenn es manchmal viel Geduld, Kraft und Selbstzurückhaltung verlangt. Zuhören ist und bleibt ein aktiver, interaktiver Prozess zwischen dem Redenden und dem Hörenden. Der Zuhörende hört nicht nur seinem Gegenüber geduldig und aufmerksam zu, sondern hört dabei auch sich selber zu und überhört nicht all das, was beim Zuhören in ihm selber aufsteigt an Stimmungen, Empfindungen, Beobachtungen und Ideen. Das Gesprochene hat im Zuhörer selbst einen Resonanzboden, dessen Schwingungen unbedingt im Laufe eines Gesprächs in den Gesprächsvorgang einfließen sollten als positive oder negative Resonanz. Der Redende hat ein Recht darauf zu erfahren, wie das, was er mir sagt, in mir ankommt. In der Kommunikation wird dies als das notwendige »Feedback«, die Rückmeldung verstanden, die nicht in einem Monolog wirksam werden kann, sondern im Dialog zwischen dem Redenden und dem Zuhörenden.

Jeder, der beim Vorgang des Zuhörens auch sich selber zuhört, stellt gewissermaßen einen Dialog her zwischen dem, was er von außen hört und dem, was er dabei von innen empfindet. Wenn jemand unaufhörlich ohne Punkt und Komma auf mich einredet, dass mir »die Ohren überlaufen«, wenn er mich mit seinem Redeschwall »überschwemmen« will, höre ich deutlich von innen einen Widerstand, ich höre ein »Stop«!, höre einen Schmerz, wenn er mir ein Gespräch nach dem anderen »ins Ohr drückt«. Hier werde ich dann als guter Zuhörer entscheiden müssen, was noch geht und was nicht mehr geht. Es wird auf die jeweilige Situation ankommen. Gestehe ich ihm zu, sich auch einmal »ausquatschen« zu dürfen, gestehe ich ihm zu, endlich seine Worte auch einmal loswerden zu wollen, dann werde ich wohl geduldig abwarten wollen. Spüre ich allerdings eine deutliche Grenze, werde ich den Redefluss stoppen müssen: »Nicht so schnell bitte, ich komme ja nicht mehr mit ... es tut mir leid, wir sprechen jetzt schon eine ganze Stunde miteinander, ich bin wirklich müde und kann nicht mehr zuhören ...« Diese oder ähnliche Rückmeldungen sind unbedingt nötig, um noch weiter zuhören zu können und meinem Gegenüber mit Respekt zu begegnen, das bedeutet ehrlich zu sein, nicht so zu tun, als ob. Zuhören heißt Zuwenden.

Wenn ich an meinen Fähigkeiten, richtig zuhören zu können, weiter arbeiten und mich weiter entwickeln möchte, gibt es eine Möglichkeit, die zwar am Anfang recht gewöhnungsbedürftig und angsteinflößend wirkt, aber bald als eine absolute Hilfe empfunden werden wird: die Möglichkeit, mit einem gewählten Gesprächspartner manche Gespräche auf Tonband aufzuzeichnen. Natürlich ist dabei absolute Vertraulichkeit gefordert und beim anschließenden Abhören und Besprechen auf weitgehend gleiche »Augenhöhe« zu achten, bei der man nicht mit: »richtig« / »falsch«, sondern mit »hilfreich« / »weniger hilfreich« einschätzt. Beide Gesprächspartner möchten ja lernen. Beim Abhören könnten folgende Fragen von Bedeutung sein:

- Welche Gefühle habe ich, wenn ich mir selber zuhöre?
- Was höre ich erst jetzt? Was ist mir beim Zuhören total entgangen?
- Was habe ich beim Zuhören in mir selber gespürt? Habe ich dem, was ich deutlich gespürt habe, eine »Stimme« gegeben? Wie war meine Rückmeldung?
- Konnte ich ruhig zuhören oder habe ich ständig darauf »gelauert«, selber ins Gespräch zu kommen?
- Wie hat mein Gesprächspartner mir selber zugehört? Wo habe ich ihn ungeduldig, fahrig, »kurz angebunden« erlebt? Habe ich mich während des Gesprächs echt, authentisch erlebt oder habe ich eher eine Rolle gespielt?

In seinem Buch »Einführung ins Christentum« zitiert Joseph Ratzinger eine alte Parabel von Soeren Kierkegaard, die in wahrhaft dramatischer Weise verdeutlicht, was sich ereignen kann, wenn wir es verlernen, nicht mehr richtig hinzuhören. »Ein Reisezirkus in Dänemark war in Brand geraten. Der Direktor schickte daraufhin den Clown, der schon zur Vorstellung gerüstet war, in das benachbarte Dorf, um Hilfe zu holen, zumal die Gefahr bestand, dass über die abgeernteten, ausgetrockneten Felder das Feuer auch auf das Dorf übergreifen würde. Der Clown eilte in das Dorf und bat die Bewohner, sie möchten eiligst zu dem brennenden Zirkus kommen und löschen helfen. Aber die Dörfler hielten das Geschrei des Clowns lediglich für einen ausgezeichneten Werbetrick, um sie möglichst zahlreich in die Vorstellung zu locken; sie applaudierten und lachten bis zu Tränen. Dem Clown war mehr zum Weinen als zum Lachen zumute; er versuchte vergebens, die Menschen zu beschwören, ihnen klarzumachen, dies sei keine Vorstellung, kein Trick, es sei bitterer Ernst, es brenne wirklich. Sein Flehen steigerte nur das Gelächter, man fand, er spiele seine Rolle ausgezeichnet – bis schließlich in der Tat das Feuer auf das Dorf übergegriffen hatte und jede Hilfe zu spät kam, so dass Dorf und Zirkus gleichermaßen verbrannten.«[13]

[13] H. COX, Stadt ohne Gott?, Stuttgart-Berlin 1967, S. 265

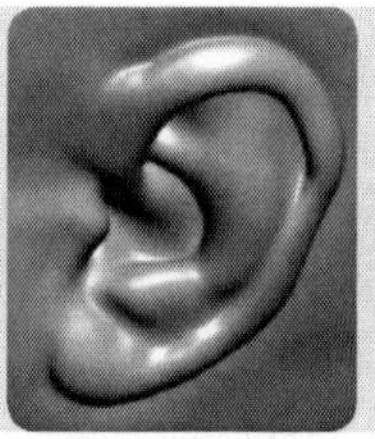

3. »Genau so ist es.«

Verstehen

zum Hören

Ein biblischer Text, randvoll gefüllt mit Erlebnissen wie: Verständnis, Einfühlungsvermögen, Interesse und Zuneigung.

»Herr, du hast mich erforscht und du kennst mich. Ob ich sitze oder stehe, du weißt von mir. / Von fern erkennst du meine Gedanken. Ob ich gehe oder ruhe, es ist dir bekannt; / du bist vertraut mit all meinen Wegen. Noch liegt mir das Wort nicht auf der Zunge – / du, Herr, kennst es bereits. Du umschließt mich von allen Seiten / und legst deine Hand auf mich. Zu wunderbar ist für mich dieses Wissen, / zu hoch, ich kann es nicht begreifen. Wohin könnte ich fliehen vor deinem Geist, / wohin mich vor deinem Angesicht flüchten? Steige ich hinauf in den Himmel, so bist du dort; / bette ich mich in der Unterwelt, bist du zugegen. Nehme ich die Flügel des Morgenrots / und lasse mich nieder am äußersten Meer, auch dort wird deine Hand mich ergreifen / und deine Rechte mich fassen. Würde ich sagen: »Finsternis soll mich bedecken, / statt Licht soll Nacht mich umgeben«, / auch die Finsternis wäre für dich nicht finster, die Nacht würde leuchten wie der Tag, / die Finsternis wäre wie Licht. Denn du hast mein Inneres geschaffen, / mich gewoben im Schoß meiner Mutter. Ich danke dir, dass du mich so wunderbar gestaltet hast. / Ich weiß: Staunenswert sind deine Werke. Als ich geformt wurde im Dunkeln, / kunstvoll gewirkt in den Tiefen der Erde, / waren meine Glieder dir nicht verborgen. Deine Augen sahen, wie ich entstand, / in deinem Buch war schon alles verzeichnet; meine Tage waren schon gebildet, / als noch keiner von ihnen da war. Wie schwierig sind für mich, o Gott, deine Gedanken, / wie gewaltig ist ihre Zahl! Wollte ich sie zählen, es wären mehr als der Sand. / Käme ich bis zum Ende, wäre ich noch immer bei dir. Wolltest du, Gott, doch den Frevler töten! / Ihr blutgierigen Menschen, lasst ab von mir! Sie reden über dich voll Tücke / und missbrauchen deinen Namen. Soll ich die nicht hassen, Herr, die dich hassen, / die nicht verabscheuen, die sich gegen dich erheben? Ich hasse sie mit glühendem Hass; / auch mir sind sie zu Feinden geworden. Erforsche mich, Gott, und erkenne mein Herz, / prüfe mich und erkenne mein Denken! Sieh her, ob ich auf dem Weg bin, der dich kränkt, / und leite mich auf dem altbewährten Weg!«

PSALM 139

zum Überdenken

»Ein kostbarer Schmuck aber sind verständige Lippen.«

SPR 20,15

Es gehört sicherlich zu den Sternstunden eines guten Gesprächs, wenn mein Gegenüber mir sagt: »Du verstehst mich, du verstehst mich noch besser als ich mich selber!" Wenn man eine Reihenfolge hinsichtlich der Steigerung von Intensität und Komplexität unseres Hörvorgangs machen wollte, dann könnte er so aussehen:

Hören – zuhören – verstehen

Sarah Razak gibt zu verstehen: »Zuhören bedeutet nicht zwingend, den anderen verstehen. Aber es ist ein guter Anfang«.* Das richtige Zuhören ist demnach die Voraussetzung für das Gefühl »verstanden zu werden«. Auch wer dem anderen gut zuhört, muss nicht immer auch gut verstehen können. Wer einen Menschen verstehen will, muss zuvor, einem Indianerhäuptling der Sioux zufolge, »drei Monde (Monate) lang in dessen Mokassins gegangen sein.«* Wer das tut, kann glaubhaft nachempfinden, was dieser Mensch alles erlebt und erlitten hat. Das wird das Urteil gerechter, glaubwürdiger und realitätsbezogener machen. Ich kann ihn besser verstehen. Wer nachempfinden möchte, was das Erlebnis »Verstanden werden« in uns bewirkt, der führe sich folgende Situation vor Augen: Du gehst in einer fremden Stadt, zum Beispiel Kairo oder Kalkutta, mit Deinem fünfjährigen Kind auf einer unübersichtlichen und gefährlichen Straße und plötzlich ist dein Kind verschwunden. Voller Panik versuchst Du mit allen möglichen Gesten auf Menschen einzureden, um sie zu fragen, ob sie nicht ein kleines Kind gesehen haben. Ratlose Gesichter, keiner versteht, was du meinst. Die Panik steigert sich und plötzlich spricht dich jemand an und sagt: »Suchen Sie etwa Ihr Kind?« »Jaaaa!!!«, wird es voller Erleichterung aus ihnen herausbrechen. »Endlich jemand, der mich versteht!« Wir kennen alle jene kleinen Sätze und Ausdrücke, die uns zu verstehen geben, dass wir unser Gegenüber soeben verstanden haben: »Ja, genau!«, »du sagst es!«, »endlich fühl ich mich verstanden!«, »du bist der Erste, der mich versteht!«, »sag mal, kannst du hellsehen?« oder »so habe ich das noch nie gesehen!« Aber auch derjenige, den wir uns als Zuhörer oder Zuhörerin ausgewählt haben, wird in seinen Äußerungen auch viele Redewendungen ganz spontan verwenden, die mir sagen möchten: »Red´ weiter, ich höre dir gut zu!«. Es sind Äußerungen wie zum Beispiel: »Ach was! Was? Unglaublich! Das hab ich noch nie gehört! Das tut mir aber leid ... usw.« Selbst ein leises »mmh..« oder Kopfnicken können mich ermutigen, weiter zu sprechen und mir das Interesse meines Zuhörers oder meiner Zuhörerin zeigen. Natürlich sollten diese kleinen Äußerungen echt und ehrlich sein und keine »Masche«, denn dann wirken sie peinlich und stoßen ab, bringen keine echte Zuwendung.

Du verstehst mich nicht.

Wenn jemand mich versteht, nimmt er Anteil an dem, was mich im Moment bewegt. Er wird mein Begleiter und hilft mir, meine Situation richtig einzuschätzen, schlägt eventuell Veränderungen vor, die mich weiterbringen, kurz: die mir helfen. Wenn dieses Gefühl bei mir ausbleibt, kann es sein, dass mein Gegenüber mir kein Verständnis entgegenbringt. Das, was er mir gegenüber äußert, wirkt auf mich eher befremdend und so lassen sich seine Äußerungen auch am besten mit »Fremd«-wörtern charakterisieren: wer zum Beispiel meine Empfindungen bewertet oder beurteilt, der »moralisiert« nach dem Motto »So etwas solltest du nicht sagen!« oder »schlimm, was du sagst!« Oder wenn jemand (vielleicht in guter Absicht) versucht, meine Äußerungen herunterzuspielen, dann »bagatellisiert« er, das hört sich dann so an: »Alles halb so wild! Morgen scheint auch noch die Sonne. Das kann jedem passieren. Mach dir keine Gedanken ...« Solche und ähnliche Äußerungen machen einen Menschen eher klein, nehmen ihn oft nicht ernst und nehmen jedem Gespräch seinen »Tiefgang«, es plätschert eher an der »Oberfläche«. Es wird mir in vielen Situationen auch nicht weiter helfen, wenn mein Zuhörer oder meine Zuhörerin anfängt, mit mir zu »debattieren«, solche Gespräche arten häufig aus in Machtkämpfe. Wer hat die besseren Argumente? Was nützen mir aber Argumente, Sachwissen, wenn es bei mir um etwas ganz anderes geht, um Gefühle, Ängste. Dann werde ich mich nicht verstanden fühlen. Ebenfalls eher befremdend wirken Antworten, die von meinen konkreten Ängsten wegführen und stets »generalisieren« wollen. »Das ist überall so im Leben! Frauen (Männer) sind nun mal so! Im Leben wird einem nie etwas geschenkt« ... usw. Ganz befremdlich wirken solche Gespräche, wo mein Gegenüber versucht, alles, was ich ihm sage, gleich zu »diagnostizieren« oder zu »interpretieren«, oft besserwisserisch, »klugscheißerisch«, »wissenschaftlich«,

»rein objektiv betrachtet«, auf keinen Fall aber auf gemeinsamer Augenhöhe oder »Ohrenhöhe«. Außerdem drücken mir solche fremden Diagnosen zu schnell die Meinung der anderen auf, anstatt mich selber zu fragen, wie ich die Dinge sehe. Es gibt noch viele andere solcher Äußerungen, die vorgeben, dass uns jemand gut versteht, tatsächlich aber eher das Gegenteil bewirken: wenn mich jemand ständig versucht zu »kritisieren«, zu »examinieren«, wenn jemand nicht auf die Gefühlsebene möchte, um die es aber meistens geht, und ständig versucht zu »externalisieren« (»Bitte bleib sachlich!«), wenn jemand ständig versucht, das Gespräch »umzufunktionieren«, wenn er mich nur als willkommenen Stichwortgeber sieht, um selber zu Wort zu kommen. Bei alledem kann verstehendes Zuhören nicht entstehen.

Der sehr bekannte amerikanische Psychotherapeut Carl Rogers (1902-1987), dessen herausragende Leistung in der Entwicklung der klientenzentrierten Gesprächstherapie und dem Ausbau der Humanistischen Psychologie besteht, hat drei Elemente herausgearbeitet, von denen es entscheidend abhängt, ob ein Beratungsgespräch oder eine Therapie vom Klienten als erfolgreich, hilfreich und gelungen angesehen wird: erstens, wenn der Psychotherapeut (also der professionelle Zuhörer oder die Zuhörerin) gegenüber dem Klienten als echt, authentisch und ehrlich erscheint, zweitens, wenn er sein Gegenüber vorbehaltlos und nicht an Bedingungen geknüpft annehmen kann und drittens, wenn es ihm im Laufe des Gesprächs gelingt, mit eigenen Worten die Erlebnisinhalte seines Klienten so wiederzugeben, dass dieser sie immer mehr und immer besser versteht und somit seine Situation immer deutlicher erkennt. Dann wird er (wahrscheinlich) geeignetere Schritte als früher versuchen, um seinen Lebensraum besser zu gestalten und in seiner Persönlichkeit zu wachsen. Carl Rogers drückt es so aus: »Für mich bedeutet das, das Risiko einzugehen, in die private persönliche Welt des anderen einzutreten, das Leben mit seinen Augen zu sehen, aber ohne die Angst und Furcht, die der Klient oder Student häufig fühlt, das schließt mit ein, dass die Bedeutung des Erlebnisflusses erfasst wird, der fortwährend in der anderen

Person fließt. Es bedeutet, dieses Verstehen mitzuteilen, immer bereit, sich vom Klienten berichtigen zu lassen, wenn das Verständnis ungenau ist.«[14]

Du verstehst mich besser als ich mich selber.

An einer anderen Stelle sagt er: »Es gibt nach meiner Erfahrung noch Situationen, in denen Empathie [Einfühlungsvermögen] – einfühlendes Mitgehen mit dem anderen – den höchsten Vorrang hat. Wenn der andere verletzt, verwirrt, beunruhigt, ängstlich, entfremdet, verstört ist; oder wenn er oder sie an seinem / ihrem Wert zweifelt, über seine/ihre Identität unsicher ist, dann ist Verstehen gefordert. Die sanfte und sensible Gesellschaft der Haltung eines einfühlenden Gegenübers – natürlich begleitet von den beiden anderen Haltungen [Authentizität und bedingungsloses Akzeptieren] – schafft Erhellung und Heilung.«[15] Rogers nennt diese verstehende Haltung beim Zuhören »Verbalisierung persönlich-emotionaler Erlebnisinhalte«. Der Zuhörende versucht das in Worte zu fassen, was den Sprechenden innerlich emotional bewegt. Findet er eine gute Formulierung, wird ihm der Redende voller Erleichterung sagen können: »Genau so ist es. Sie haben mich richtig verstanden!« Er fühlt sich vom Zuhörenden erkannt. Das schafft Nähe, Vertrauen und Mut. Zu den aufzugreifenden Inhalten zählen Gefühle, Ziele, Wünsche, Interessen, aber auch die gefühlsmäßigen Bewertungen von Ereignissen und Personen, das Erleben der eigenen Person (das Selbstbild) und das Erleben der Wirkung der eigenen Person auf andere. Der Zuhörende versetzt sich in die Welt des anderen, um mitzuerleben und zu begreifen, als ob es sein eigenes Erleben wäre, allerdings ohne dabei selbst in Angst und Furcht oder Freude zu geraten. Er bietet dem Redenden gewissermaßen einen »Spiegel« (»Echo-Technik«), in dem sich der andere besser sehen und begreifen kann.

---

[14] C. ROGERS, Nichtdirektive Beratung, München 1972

[15] C. ROGERS, Die klientenzentrierte Gesprächstherapie, München 1973

Vielleicht möchte ich gerne einmal wissen, welche Verhaltensweisen mein eigenes Zuhören am ehesten beschreiben können. Es gibt eine alte orientalische Geschichte, die die Situation vieler problembeladener, leidender oder seelisch kranker Menschen symbolisch zu beschreiben versucht, sie lässt mich mehrere Helfer (Zuhörer) erleben. Ich kann dabei lernen, in welchen dieser Helfer ich mich häufig am besten einfühlen kann und wer meine eigenen Reaktionen wohl am ehesten repräsentieren kann.

»Die Situation des kranken Menschen (auch der kranken Partnerschaft) gleicht in vieler Hinsicht der eines Menschen, der über längere Zeit hinweg nur auf einem Bein steht. Nach einiger Zeit verkrampfen sich die Muskeln, das belastete Bein schmerzt, die gesamte Muskulatur beginnt sich in dieser ungewohnten Haltung zu verkrampfen. Der Leidensdruck wird unerträglich, der Mensch schreit um Hilfe.

- Während der Kranke weiter auf dem einen Bein stehen bleibt, beginnt ein Helfer das belastete Bein zu massieren.

- Ein anderer nimmt sich die verkrampfte Nackenpartie vor und walkt sie nach allen Regeln der Kunst durch.

- Ein dritter Helfer sieht, dass der Mensch sein Gleichgewicht zu verlieren droht und bietet ihm seinen Arm als Stütze an.

- Von den Umstehenden kommt der Rat, der Mensch solle vielleicht die beiden Hände zu Hilfe nehmen, damit ihm das Stehen nicht mehr so schwerfalle.

- Ein weiser alter Mann schlägt vor, er solle doch einfach daran denken, wie gut er es eigentlich hat, wenn er sich mit Menschen vergleicht, die überhaupt keine Beine besitzen. Beschämend redet einer auf ihn ein, er solle sich vorstellen, er sei nur eine Feder, und je intensiver er sich darauf konzentriere, um so mehr würden seine Leiden nachlassen.

- Ein abgeklärter Alter setzt wohlmeinend hinzu: »Kommt Zeit, kommt Rat!«

- Schließlich geht ein Zuschauer auf den Leidenden zu und fragt ihn ganz direkt: »Sag mal, warum stehst du nur auf einem Bein? Mach doch das andere Bein gerade und stelle dich drauf. Du hast doch ein zweites Bein!«[16] Das ist die vollkommenere Wahrnehmung, nicht nur das, was der Klient mir im Gespräch anbietet, sondern auch das, was er mir offensichtlich verschleiert, was er nicht sieht und was ihm nicht bewusst ist. Eine solche Wahrnehmung läuft darauf hinaus, den anderen vollkommener, ganz sehen zu lernen. Das ist Verstehen.

---

[16] N. PESESCHKIAN, Der Kaufmann und der Papagei, Frankfurt 1979, S. 19-20

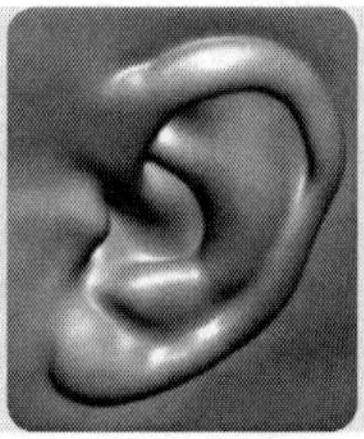

4. »Hör dir das an!«

Signal

zum Hören

Wer über längere Zeit warnende Signale »überhört«, der kann nicht verstehen, wenn plötzlich alles zusammenfällt.

Der Beduine und sein Kamel

»Ein Beduine wollte von einer Oase in eine andere ziehen. Er packte alle seine Sachen zusammen und lud sie auf sein Kamel: Körbe, Krüge, Kleidung, Werkzeug, Taschen, sogar einen Thron für den Ältestenrat, alles lud er dem Kamel auf den Rücken. Und das Tier ließ es zu.
Als sie aufbrachen, fiel dem Mann eine schöne blaue Feder ein, die sein Vater ihm einst geschenkt hatte. Er holte auch sie noch und schob sie unter das Gepäck. Doch da brach das Tier zusammen und starb.
»Mein Kamel bricht unter einer Feder zusammen!«, mag der Mann gedacht haben ...
Geht es uns mit anderen Menschen nicht manchmal ähnlich? – Wir begreifen nicht, dass unser kleiner Scherz oder unsere kleine Nachlässigkeit vielleicht der Tropfen war, der das Fass des Leides zum Überlaufen brachte.« [17]

PAOLO COELHO

[17] P. COELHO, Metaphergeschichte: »Ein Beduine ...«, in: Veronika beschließt zu sterben, Zürich 2007

»Hört, ihr Leute, und lasst euch sagen:
*unsre Uhr hat zwölf geschlagen«**

NACHTWÄCHTERLIED

Wer gut gelaunt und gemütlich mit der Eisenbahn durch die Gegend fährt, der wird – ohne dass er sich dabei viele Gedanken machen muss – davon überzeugt sein, dass der Lokführer sein Handwerk versteht und dass er ihm vertrauen kann, den Zug pünktlich und sicher an sein Ziel zu steuern. Ein solches Vertrauen ist natürlich nur dann begründet, wenn der Lokführer alle für ihn relevanten Signale auf der Strecke erkennen, deuten und umsetzen kann. Das ist keine Kleinigkeit, wenn man bedenkt, dass es im Eisenbahnalltag 237 verschiedene Signale gibt, die vom Lokführer beherrscht werden müssen. Undenkbar, und katastrophal könnte es ausgehen, wenn er einige Signale längst vergessen hätte, richtig zu lesen. Signale richtig wahrzunehmen, und angemessen zu beantworten und in die Tat umzusetzen ist natürlich auch in unserer menschlichen Kommunikation eine der wichtigsten Regeln.

Hör dir das an!

Wenn wir ein spannendes Buch zum zweiten oder dritten Mal lesen oder einen Brief nochmals zur Hand nehmen, dann kann es sein, dass wir plötzlich den Text viel besser verstehen, wir können sogar noch »hinter« oder »zwischen« den Zeilen etwas lesen, was wir vielleicht sonst »überlesen« oder nicht wahrgenommen hätten, vielleicht eine Botschaft, eine stille Bitte, einen Wunsch, eine leise Angst, einen Befehl ... usw. So, wie wir »zwischen den Zeilen lesen« können, können wir auch »zwischen den Worten (Lauten) hören«, versteckte Signale der Angst, der Furcht, eine Bitte oder sogar einen stillen Schrei.

Natürlich kommt das, was wir einem anderen Menschen nicht direkt mit Worten, sondern eher mit unserer Stimmlage, mit einer bestimmten »Stimmfärbung«, mit versteckten oder rätselhaften Andeutungen mitteilen, nicht immer aus einem vollen Bewusstsein heraus und mit klarem Willen und klarer Absicht, sondern eher unbewusst, was seit Sigmund Freud allerdings nicht wenig ausmacht. Ein Mensch kann uns mit wunderbaren, wohlklingenden Worten erzählen, wie »gut« es ihm geht, welche »tollen Dinge« ihn beschäftigen, und doch kann aus seinen positiven Worten eine gequälte Gefühlslage »herausklingen«. Wenn auch die Worte klar und fest klingen mögen, so kann man bei sensiblem Hinhören dennoch eine traurige, verzagte »Stimmung« heraushören. Es entsteht eine Diskrepanz zwischen dem, was er sagt und dem, wie er es sagt. Solche Diskrepanzen in Gesprächen zu erkennen, sie »anzusprechen«, kann sehr hilfreich und manchmal sogar lebensrettend sein.

Nicht selten werden solche Signale natürlich auch bewusst von dem eingesetzt, der zu uns spricht. Wenn er sich entweder nicht traut, uns um Hilfe zu bitten, wenn er sich schämt, Erwartungen offen auszusprechen, so wird er dies vielleicht sogar bewusst mit Signalen probieren, die mehr oder weniger versteckt reizen sollen, wahrgenommen zu werden. Wie oft hören wir dann etwa den Satz: »Drucks' doch nicht so herum, sag offen, was du willst!« Manche Menschen sprechen für uns oft in »Rätseln«, ergehen sich in nebulösen Andeutungen oder Anspielungen, sie sagen nicht frei heraus, was sie bedrückt, was sie quält, was sie sich wünschen. Sie setzen gewissermaßen »Signale«, von denen sie hoffen, dass die Zuhörer sie wahrnehmen und richtig deuten. Das schwierige Thema Kommunikation wird damit nicht einfacher, sie wird zur Quelle von Missverständnissen und Enttäuschungen. Klare Signale zu setzen, erfordert manchmal Überwindung und Mut, ist jedoch tausend Mal hilfreicher als langatmige, nebulöse und umständliche Umschreibungen. Solche versteckten Signale herauszuhören, erfordert dann schon intensive Gesprächserfahrung.

Dann sag´s doch gleich!

Jeder kennt folgende Situation: Eine Frau sitzt am Steuer ihres Autos, neben ihr auf dem Beifahrersitz sitzt ihr Mann. Das Auto steht vor einer roten Ampel. Plötzlich springt die Ampel auf Grün. Ihr Mann sagt: »Es ist grün!« Dieser Satz kann, je nachdem wie er ausgesprochen wird, je nach Stimmlage und »Untertönen« ganz unterschiedlich von der Frau gehört werden. Der Kommunikationspsychologe Friedemann Schulz von Thun erklärt dieses Phänomen mit seinem Modell der »vier Ohren«. Danach hört man immer mit vier verschiedenen Ohren: dem Sachohr, dem Beziehungsohr, dem Selbstkundgabeohr und dem Appellohr. Hört die Frau in erster Linie mit ihrem »Sachohr«, hört sie einfach ganz sachlich »Es ist grün, ich kann jetzt fahren« und sie fährt los. Hört sie mit ihrem »Beziehungsohr«, hört sie etwas ganz anderes und sagt dann vielleicht: »Sag mal, fährst Du oder ich?« Sie hört beziehungsmäßig. Sie kann aber, je nachdem sie aus der Stimme ihres Mannes einen leicht grantigen Ton wahrnimmt, heraushören, dass ihr Mann einfach nur schlecht gelaunt ist und kurz angebunden reagiert: »Grün!«, ihr Mann gibt selber von sich ein Stück kund. Man hört mit dem »Selbstkundgabeohr«. Schließlich kann die Frau im Satz ihres Mannes noch einen klaren Appell heraushören, sie hört: »Fahr doch endlich!«, es ist das »Appellohr«. Je nachdem wie der Mann [Sender] den Satz ausspricht, kann die Frau [Empfängerin] ihn mit unterschiedlicher Bedeutung hören, je nachdem welches Ohr bei ihr heute mehr »offen« ist, ob es eher eingeübt ist oder heute vielleicht überreagiert. Ein bestimmtes Ohr ist immer geöffnet, aber welches der vier gerade »hört«, ist wohl von Mal zu Mal (oder: je nach Situation) verschieden. Was in unserer Szene mit dem Appellohr dargestellt wird, verdeutlicht die Tatsache, dass wir auch offene oder versteckte Signale wahrnehmen und entsprechend reagieren können. Eine Frau, die ihr Appellohr gut gepflegt und eingeübt hat, wird die Frage ihres Mannes: »Schatz, ist noch Bier im Kühlschrank?« »richtig« beantworten, wenn sie ihm ein Bier aus dem Kühlschrank holt. Aber vielleicht ist ihre Erwiderung: »Ich soll dir also ein Bier holen? Hol es dir doch bitte selber!« für sie selbst viel passender. Jemand, der mit trauriger Stimme herumdruckst und fragt: »Du bist am Wochenende sicher nicht da, oder?«, gibt vermutlich ein verstecktes Signal an mich. Eigentlich müsste er sagen: »Bitte bleib an diesem Wochenende da! Ich brauch Dich unbedingt!« Jemand, der diesen Unterton sensibel wahrnehmen kann, wird es dann ganz offen ansprechen, etwa mit Sätzen wie: »Brauchst Du Hilfe? Soll ich vorbeikommen?«, »Kann ich helfen?« ... usw. Menschen, die sich sehr einsam fühlen, die unsere Hilfe brauchen, senden oft Signale, erkennbare, aber auch oft versteckte, kaum erkennbare. Sie wahrzunehmen erfordert nicht nur wache Ohren, sondern auch ein waches Herz.

Es brennt, aber nichts geschieht.

Es ist leider keine Seltenheit, dass viele Menschen, die ihrem Leben ein Ende gemacht haben, vorher viele solcher versteckten oder manchmal sogar ganz klare und hörbare Signale in ihrem Bekannten-, Freundes- oder Familienkreis gesendet haben, Appelle wie: »Ich kann nicht mehr! Ich will nicht mehr! Ich bin am Ende. Ich weiß nicht mehr ein noch aus ... usw.« Oft erinnern wir uns nach einem vollzogenen Suizid plötzlich noch an Sätze, die uns der oder diejenige noch unmittelbar vorher gesagt haben, die jetzt plötzlich ganz anders klingen, als klare Signale des Todes, die wir nicht gehört haben oder vielleicht nicht hören wollten. Vielleicht sind wir zu sehr in der Angst vor dem Tod gefangen und haben unsere Ohren vor diesem Thema verschlossen, vielleicht wollten wir auch nicht hinhören, weil wir feige waren, vielleicht waren wir nur erschöpft oder waren mit eigenen Problemen genügend ausgelastet. Ganz schwierig ist es, wenn die Signale von uns zwar deutlich gehört, aber völlig falsch gedeutet wurden. Häufig setzen Menschen ihrem Leben ein Ende, wenn sie aus einer langen Depression »erwacht« sind. Mit Depression ist häufig der Gedanken verbunden, sterben zu wollen. Dieser Wunsch kann jedoch in der Schwere einer Depression häufig nicht in die Tat umgesetzt werden, weil ein depressiver Mensch kaum so etwas wie einen inneren Antrieb oder eine Kraft verspüren kann, Dinge auch umzusetzen. Wenn ein solcher Mensch aus dem Tief seiner Krankheit plötzlich wieder herauskommt und voller Antrieb plötzlich sein Leben wieder in die Hand nimmt, sind die Angehörigen voller Stolz und voller Erleichterung und freuen sich, dass der oder die Kranke wieder »so gut drauf« ist. Für den Kranken kann es aber innen noch ganz anders aussehen. Endlich hat er jetzt auch die Kraft dazu, das zu tun, was er so lange schon tun wollte, nämlich sich umzubringen. Die Angehörigen und Freunde sind entsetzt, weil er oder sie »gestern noch ganz anders war!« Signale werden oft gut wahrgenommen, aber falsch verstanden. Raymund Radiguet sagt zwar: »Selten bricht eine Katastrophe herein, ohne ihre Vorboten vorauszuschicken.«* Aber ein Sprichwort aus Nigeria gibt zu bedenken: »Was besonders gut ist, ist der Vorbote von etwas Schlechtem.«* Die geäußerten Signale eines Menschen wahrzunehmen, ernst zu nehmen und richtig, klug und hilfreich darauf zu reagieren, ist eine wahre Kunst und kann vielleicht nur von einem Menschen geleistet werden, der mit einem »goldenen Ohr« geboren wurde. Dabei ist natürlich nicht jedes Signal auch immer von gleicher Wichtigkeit und Dringlichkeit, kann aber in manchen Fällen von ganz entscheidender Bedeutung sein. »Die Telephonklingel ist an und für sich eine recht kindliche Einrichtung... aber sie kann das Signal einer lebenswichtigen Meldung werden"*, so Carl Ludwig Schleich. Wenn in der Natur Signalfarben auftauchen, dann bedeuten sie oft eine Warnung, einen Hinweis, dass etwas Schlimmes folgt, wenn man sie nicht beachtet. Die knallrote Farbe eines Insekts kann zum Beispiel die Warnung aussprechen: »Wenn du mich verspeist, wird´s dir schlecht ergehen.« Die Signale in unserer menschlichen Kommunikation haben nur zu einem Teil die Aufgabe, auf etwas Negatives hinzuweisen. Genau so wichtig sind natürlich die Signale, die auf Hoffnungsvolles, Positives und Schönes hinweisen. Beide Signalarten gilt es ernst zu nehmen. So sagt Carl Ludwig Schleich mit Recht: »Jede Krankheit zeigt sich an und warnt. Ihre Meldereiter sind: Unlust, Unbehagen, Kraftabfall und Schmerz. Aber auch die kommende Gesundheit gibt Signale: Hoffnung und Tatenlust.«*

Signale zu verstehen (richtig zu hören) und sie richtig beantworten zu lernen, hat nicht so viel mit Akustik, aber sehr viel mit Liebe, Interesse und Zuneigung zu tun.

Beispiel: Ein Säugling hat nur ein Mittel, um sich bemerkbar und verständlich zu machen: **Weinen.**

Nur wer sein Baby liebt, wird die Signale leicht verstehen lernen. Wenn Babys weinen, hat dies stets etwas zu bedeuten, ist aber meistens kein Anlass zur Beunruhigung. Denn seine Bedürfnisse sind mit etwas Übung leicht zu erkennen und – zum Glück – ebenso leicht zu befriedigen. Hier die wichtigsten Ursachen für Babys heftige Reaktion:

Baby hat Hunger

Der häufigste Grund für das Schreien ist der Hunger. Es hat wenig Sinn, das Kind mit einem Beruhigungssauger ablenken zu wollen. Wenn das Baby schreit, weil es hungrig ist, wird es erst damit aufhören, wenn Sie es gefüttert haben.

Baby hat Durst

Das Milchfläschchen ist nicht der ideale Durstlöscher. Wenn das Baby gerade erst seine Flasche getrunken hat und immer noch quengelt, hat es vielleicht richtig Durst und ist Ihnen dankbar, wenn Sie ihm z. B. Fenchel- oder Babytee anbieten.

Baby hat Schmerzen

Manche Säuglinge leiden unter den so genannten Dreimonatskoliken, die wirklich nach den ersten drei Lebensmonaten verschwinden. Das Erkennungsmerkmal dieser Koliken: Babys ziehen dann bei jedem Schreien fast krampfartig die Beine an, haben schmerzverzerrte Gesichter und sind schwer zu trösten. Umhertragen hilft – am besten im Fliegergriff, wobei sich das Baby in der Bauchlage befindet. Mit einer Hand greifen Sie zwischen seinen Beinen hindurch, Kopf und Arme des Babys ruhen auf Ihrem anderen Unterarm. Wohltuend ist es für das Baby auch, wenn Sie seinen Bauch mit sanften, kreisenden Bewegungen massieren.

Baby fühlt sich unwohl in der Windel

Wenn der Po wund geworden ist, hat das Baby Schmerzen. Besonders empfindliche Kinder weinen sogar schon, wenn sie nur nasse und schmutzige Windeln haben. Um dem Wundsein vorzubeugen, sollten Sie möglichst häufig wickeln oder das Baby mal ohne Windeln liegen lassen, damit die Haut richtig trocknen kann.

Baby ist übermüdet

Viele Babys schreien, wenn sie müde sind. Gerade der Übergang vom Wachen zum Schlafen ruft zuweilen Ängste hervor. Dann ist liebevoller Trost wichtig.

Baby ist erschrocken oder überreizt

Übergroße Reize sind für das Baby unangenehm. Das gilt nicht nur für plötzliche laute Geräusche, sondern auch für eigentlich gut gemeinte Spiele wie Kitzeln oder überschwängliche Liebkosungen – vor allem, wenn sie zum falschen Zeitpunkt kommen.

Baby sehnt sich nach Körperkontakt

Wenn sonst alles in Ordnung ist, das Baby aber dennoch schreit, sehnt es sich vielleicht nach Ihrer Nähe und möchte in Ihren Armen zärtlich emotionale Wärme und Geborgenheit spüren. Oder ganz einfach unterhalten werden. Gehen Sie darauf ein, wo und wann immer Sie können. Eine körperlich und seelisch gute Entwicklung Ihres Babys wird es Ihnen danken.[18]

---

[18] Quelle: Baby Post, Ausgabe 1 (2007)

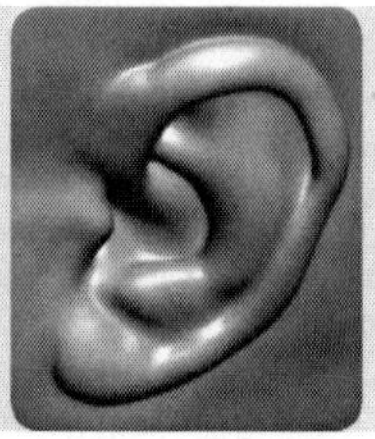

5. »Ich höre schlecht.«

Not

zum Hören

Wer erblindet, dessen Gehörsinn kann in seiner Wahrnehmung wieder vieles wettmachen. Wer sein Augenlicht verloren hat, wird vielleicht immer besser hören können. Wer sein Gehör verloren hat, kann vielleicht nach einer gewissen Zeit wesentlich besser sehen. Dennoch wird es für den Betroffenen immer ein herber Verlust bleiben, auch wenn man versucht, ihm möglichst umfassend zu helfen.

Liebe kann Berge versetzen

Du bist alt,
die Augen können nicht mehr seh´n,
die Ohren taub,
sie können nichts versteh'n.
Eine Krankheit dir die Beine stahl,
grausame Schmerzen sind tägliche Qual.
Es ist so schwer für dich
dieses Leben anzunehmen,
dich machtlos zu beugen
den argen Problemen.
Ich kann für dich
schauen, hören und geh'n,
das Schlimmste doch ist,
dich leiden zu seh'n.

ANNEGRET KRONENBERG[19]

[19] A. KRONENBERG: www.gedichte-garten.de/artman/art/beitrag-254.shml

»Nicht sehen können trennt von den Dingen –
*nicht hören können von den Menschen«**

IMMANUEL KANT

Das bisher gute Gehör einzubüßen, weniger, schlechter oder gar nichts mehr zu hören, ist eine große Not. Sie wird von den Betreffenden anfänglich nicht gerne zugegeben und bagatellisiert, und wenn man von außen darauf hingewiesen wird, reagiert man meist grantig bis aggressiv. Immer weniger zu hören, macht einsam und lässt häufig gereizt und misstrauisch werden. Man bekommt ja immer weniger von dem »da draußen« mit.

Ich höre nichts mehr.

Gehörlosigkeit ist ein Sammelbegriff für ganz unterschiedliche Erfahrungen. Dahinter kann sich entweder eine hochgradige Schwerhörigkeit, eine hochgradige Hörschädigung, eine Resthörigkeit oder Taubheit verbergen. Ungefähr 98 % der tauben Menschen haben noch eine Art »Restgehör«. Diese Hörschädigung (angeboren oder erworben) kennt entweder keinerlei Hörreize mehr oder solche akustischen Reize, die mit Hörhilfen (wie etwa einem Hörgerät) oder dem Implantat einer künstlichen »Gehörschnecke« (dem wichtigsten Hörorgan) wahrgenommen werden. Wenn wir von Menschen sprechen, die »taub« sind, so wissen wir, dass sie mehr oder weniger oder ganz gehörlos sind oder geworden sind. Manchmal benutzen wir ein zusammengesetztes Wort und sprechen dann von »taubstumm«. Damit bezeichnen wir die Unfähigkeit von Personen zu hören und sich lautsprachlich auszudrücken. Als 1775 Samuel Heinicke in Leipzig eine Schule für taube Kinder eröffnete, wurde erstmals das Wort »taubstumm« verwendet. Dahinter steckt die Erfahrung, dass Menschen, die von Natur an gehörlos sind, auch nicht sprechen können, weil mit dem Sprechen können in der Regel die Fähigkeit verbunden ist, das Hören als notwendige Modellierung und Regulativ (Rückmeldung) für Sprache nutzen zu können. Das Wort »taubstumm« wird allerdings nicht korrekt gebraucht und ist für viele Gehörlose manchmal eine Beleidigung. Taube Menschen können oft durch ein gezieltes Training sprechen lernen, wenn auch sehr unterschiedlich ausgeprägt. Außerdem erlernen die meisten gehörlosen Menschen die Gebärdensprache, eine differenzierte und sehr kreative Sprache. Taubheit führt also nicht zwingend zur Stummheit. Man sollte also in diesem Zusammenhang nur noch von »gehörlosen Menschen« sprechen.

Jeder von uns, der noch gut hören kann, kann sich eigentlich keinerlei realistisches »Bild« davon machen, was Menschen mit ihrer Taubheit wirklich entbehren müssen. Ihnen kann nur unsere Bewunderung gelten dafür, was sie alles erlernen und erreichen, sich in dieser »stillen« Welt zurechtzufinden. Deshalb ist es sehr bedauerlich, wenn diesem Wort »taub« ein ganzes Bündel negativer Bezeichnungen anhaftet, die alles andere als schmeichelhaft sind. Wir sprechen vom »tauben Gestein«, von einer »tauben Nuss«, wir sprechen der Taubheit »Gefühllosigkeit« zu, wenn wir von »Betäubung« reden. Man denkt an Halsstarrigkeit, Sturheit, an Bosheit und Unbelehrbarkeit, wenn es in einem Sprichwort heißt: »Bei tauben Ohren ist jede Predigt verloren«, oder es wird ein böser Willen unterstellt wie: »Der Teufel spricht die Wahrheit öfter, als man glaubt. Die Leute sind taub, sie wollen nur nichts hören davon«, wie der englische Dichter Lord Byron* bemerkt.

Ich höre so schlecht.

Wer sich den äußerst komplexen Aufbau unseres Hörsinns vor Augen führt, der versteht, dass dieses kunstvolle Gebilde im Laufe eines Menschenlebens vielfältigen Gefahren, Veränderungen und Schädigungen ausgesetzt sein kann. Das Ergebnis nennen wir dann eine fortschreitende oder bereits fortgeschrittene Schwerhörigkeit. Bei den meisten Menschen tritt sie allerdings in höherem Lebensalter auf. Aber auch in jungen Jahren kann beispielsweise Umweltlärm oder penetrante Discomusik die Ohren vorzeitig schädigen. Außerdem können die verschiedensten

Erkrankungen wie Infektionen oder äußere Verletzungen die Hörleistung mindern. Im Lauf des Lebens verschlechtern sich natürlich die Leistungen aller Sinne – auch das Hörvermögen nimmt stufenweise ab. Die schleichende Altersschwerhörigkeit ist ein ganz natürlicher Prozess, der bei fast jedem Menschen ab dem fünften Lebensjahrzehnt einsetzt. Beschleunigt wird die Schwerhörigkeit durch zusätzliche, extreme Lärmbelastungen, durch Krankheiten wie Herz-Kreislauf-Erkrankungen oder Zuckererkrankungen, durch bestimmte Medikamente oder Gifte wie Nikotin, Alkohol und andere Drogen. Die Beeinträchtigung des Hörvermögens kann dabei auf verschiedenen Ebenen erfolgen: auf der Ebene der Schallleitung (Gehörgang, zum Beispiel: Verstopfung, Tumore, Verletzungen, Wucherungen, Trommelfellverletzung ... usw), auf der Ebene der Schallempfindung (Innenohr, zum Beispiel: Vergiftungen, Hörsturz, Gehirnerschütterung ... usw), auf der Ebene der Schallwahrnehmung (Gehirn, zum Beispiel: Schlaganfall, Schädel-Hirn-Trauma, Gehirnhautentzündung ... usw) oder kombiniert auf allen Ebenen (häufig durch dramatische Explosionserlebnisse). In allen Fällen ist dabei ärztliche Hilfe und Therapie notwendig. Wenn Menschen im Laufe ihres Leben ruhiger, geduldiger oder milder reagieren als früher, dann wird ihnen oft fälschlicherweise gleich negativ attestiert, dass sie ihren »Biss« verloren hätten, was dummerweise auch noch mit ihren tatsächlich verlorenen Zähnen korrespondiert. Warum kann man ihnen nicht auch eine Art Weisheit zugestehen, die sie im Laufe ihres Lebens erworben haben? In ähnlicher Weise sollten wir den Menschen begegnen, die infolge einer Schädigung oder einer altersgemäßen Verminderung ihres akustischen Hörvermögens plötzlich oder allmählich »weniger«, »schlechter« oder nur noch »fehlerhaft« hören können. Ganz abgesehen davon, dass wir hier meistens zu ungeduldig und nicht genug einfühlsam reagieren, sollten wir uns vielleicht besser vorstellen können, dass die meisten Menschen mit dem Verlust oder der Minderung ihres akustischen Hörvorgangs nicht automatisch damit »schlechter« hören. Viele Menschen können dann womöglich viel genauer hinhören, können besser als wir »zuhören«, können vielleicht im Laufe der Zeit Dinge hören, »heraushören«, die uns »gut Hörenden« verborgen bleiben. Es bleibt jedoch eine nüchterne Einschätzung dieser Situation, schlechter hören zu müssen. Es bleibt die eine große Not, dass mit Schwerhörigkeit auch mit einem Mangel, der im Verlust des normalen Umweltvertrauens besteht, verbunden ist. Schwerhörigkeit entfernt von den Menschen und schafft damit verbunden auch Gefühle von Einsamkeit. Nicht mehr alles richtig mitzubekommen, sich häufig mit Vermutungen zufrieden geben zu müssen, immer mehr Missverständnissen ausgesetzt zu sein, schafft ein Gefühl, isoliert zu sein und lässt einen Menschen traurig, gereizt und manchmal »sonderbar« erscheinen. Dem schwer hörgeschädigten Ludwig van Beethoven wird deshalb eine gewisse »Missanthropie« (Menschenverachtung) nachgesagt. Ob dies gerechtfertigt ist, kann man bezweifeln. Eben dieses fast taube Musikgenie hat der Menschheit eine unglaubliche Klangwelt hinterlassen. Schlechter zu hören kann in der Familie und am Arbeitsplatz soziale Belastungen und Konflikte schaffen.

Ich will nichts mehr hören.

Mit dem Hörvorgang sind ja nicht nur akustische und physiologische Prozesse verbunden, sondern es geht immer um einen gemeinsamen Prozess von Körper und Psyche. So ist das Phänomen Schwerhörigkeit nicht nur ein Ergebnis lärmschädigender, altersbedingter und krankheitsbedingter Prozesse, sondern es kann auch die Seele mit eingreifen. Nicht selten fragen wir einen Mitmenschen etwas genervt: »Sag, mal, bist du schwerhörig?« und meinen damit, dass unser Gegenüber wohl keinerlei Interesse hat, uns richtig zuzuhören, dass er ständig nach Dingen fragt, die man ihm doch gerade eben erst gesagt hat, dass er es beim Zuhören nicht ernst meint und keinen Respekt zeigt. Es ist eine Schwerhörigkeit, die es an Willen fehlen lässt, wirklich zuzuhören. Allerdings gibt es auch viele Menschen, die in einem solchen Stress, in einer derartigen Hektik und Lärmbelastung gefangen sind, dass ihre Ohren regelrecht in den Streik gehen können. Sie sagen einem dann mit vollem Ernst: »So nicht mehr! Ich will einfach nichts mehr hören! Basta! Schluss!« Solche Menschen erleiden plötzlich einen so genannten »Hörsturz«, eine schwere Hörstörung, die oft nach vorangegangenen Erkrankungen (Virusinfekte, Infektionen, Durchblutungsstörungen im Innenohr, Autoimmunerkrankung u.a.) in voller Härte ausbrechen kann, wobei ein Übermaß an seelischem und körperlichem Stress oft nur der Auslöser ist: Es entstehen ein enormer Hörverlust und starke Druckgefühle, die Schallleitung funktioniert noch bis zum Innenohr, dort aber gibt es Probleme, das Schallempfinden ist gestört. Experten sind sich noch nicht ganz im Klaren, welche physiologischen Prozesse hier falsch laufen oder gestört werden. Die Heilungsaussichten sind umso besser, je früher eine fachärztliche Behandlung beginnt. Mit psychischem oder körperlichem Stress (oft verbunden mit Depressionen, Schlafstörung, Angstzuständen und Arbeitsunfähigkeit) gehen auch bestimmte subjektiv empfundene, enorm störende und quälende Töne und Hörgeräusche« (Klingeln oder Pfeifen) einher, der so genannte »Tinnitus«. Die HNO-Heilkunde entscheidet hier »objektive« und »subjektive« Hörgeräusche, je nachdem sie mit technischen Hilfsmitteln nachgewiesen werden können. Tinnitus ist zwar kein einheitliches Krankheitsbild, er ist eher ein Symptom, ein Krankheitszeichen, dass der Hörende enormem Stress, körperlich wie seelisch, ausgesetzt ist. 35-45 % der Bevölkerung hatten schon einmal solche Hörgeräusche, die irgendwann wieder verstummen. Auch hier sind die Heilungschancen umso höher, je früher ein Facharzt aufgesucht wird und je früher die krankmachende Situation entscheidend verändert wird.

Wenn andere Menschen uns sagen würden: »Sag mal, hörst Du schlecht?", dann würden wir das wohl als eine boshafte Unterstellung ansehen. »Schlecht zu hören« ist weiß Gott nicht schmeichelhaft. Wir hören doch gut! Oder? Die Fördergemeinschaft »Gutes Hören« (FGH) bietet auf ihrer Internet-Homepage einen interessanten Selbsttest zum Überprüfen des eigenen Hörvermögens:

Gehen Sie auf Nummer sicher und beantworten Sie die folgenden Fragen mit Ja oder Nein.			
1	Besuchen Sie regelmäßig laute Musik- oder Sportveranstaltungen?	**ja**	**nein**
2	Sind Sie am Arbeitsplatz Lärm ausgesetzt?	**ja**	**nein**
3	Verzichten Sie lieber auf Lärm- und Schallschutz, wenn es lauter wird?	**ja**	**nein**
4	Sprechen Ihre Gesprächspartner häufig undeutlich?	**ja**	**nein**
5	Müssen Sie in Gesprächen häufiger nachfragen?	**ja**	**nein**
6	Beugen Sie sich zu Ihrem Gesprächspartner, um ihn besser zu verstehen?	**ja**	**nein**
7	Haben Sie Schwierigkeiten, alles zu verstehen, wenn durcheinander gesprochen wird	**ja**	**nein**
8	Verstehen Sie Ihre Gesprächspartner am Telefon häufig schlecht?	**ja**	**nein**
9	Haben Sie Schwierigkeiten, sich auf einer lauten Party zu unterhalten?	**ja**	**nein**
10	Stellen Sie das Radio oder den Fernseher lauter als andere?	**ja**	**nein**
11	Sind Sie älter als fünfzig Jahre?	**ja**	**nein**

Auswertung: Wenn Sie mehr als dreimal mit **Ja** geantwortet haben, sollten Sie vorsorglich Ihr Gehör kostenlos und unverbindlich von einem Hörakustiker überprüfen lassen.

Expertenempfehlung: Ab 40 Jahren gehören regelmäßige Hörtests zur Gesundheitsvorsorge. Bei den FGH-Partnerakustikern sind die qualifizierten Überprüfungen des Gehörs grundsätzlich kostenlos.

Einen FGH-Partner in der Nähe findet man im Internet unter www.fgh-info.de oder unter der (aus dem deutschen Festnetz) kostenlosen Hotline 0800-360

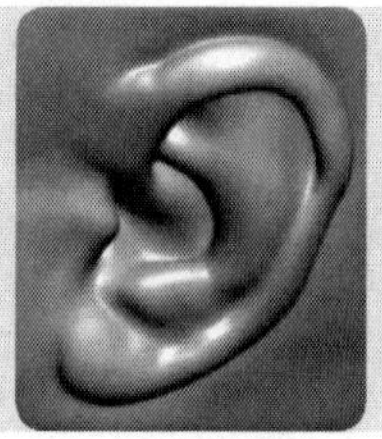

6. »Das soll ich gesagt haben?«

Filter

zum Hören

Oft hören wir genau das, was wir gerne hören möchten und nicht das, was der andere wirklich gesagt hat. So im folgenden »Dialog«:

Was hast du denn?
Ich? Nichts. Was soll ich denn haben?
Weiß ich nicht. Aber irgendetwas hast du doch.
Ich weiß gar nicht, was du willst. Ich habe nichts.
Soso ...
Ja, wenn ich es dir doch sage. Ich habe nichts.
Ach so! Das hast du! Jetzt habe ich's!
Was hast du?
Du hast nichts! Das ist es also!
Sag ich doch. Ich habe nichts. Ich weiß gar nicht, was du hast.
Eben!
Eben – was? Was soll ich denn haben?
Eben nichts.
Aber du hast doch gerade behauptet, ich hätte etwas ...
Eben! Dass du nichts hast, das hast du!
Du hast sie doch nicht alle!
Nein, du hast sie doch nicht alle!
Das sagtest du schon.
Was soll ich gesagt haben?

HANS JÜRGEN KUGLER[20]

[20] H. J. KUGLER: www.godcula.de/dialog.html

»Man hört manchmal etwas hundertmal, tausendmal, bevor man es zum ersten Mal richtig hört.«

frei nach CHRISTIAN MORGENSTERN

Frau A. trifft eine gute Freundin, Frau B. Sie kommen ins Gespräch. »Ich habe gehört, Du hättest Deinen Job hingeworfen«, sagt Frau B. zu Frau A. »Wer sagt das?«, fragt Frau A. »Eine Bekannte von Dir!«, antwortet Frau B. »Das soll ich gesagt haben?«, entrüstet sich Frau A. Wir kennen unzählige solcher und ähnlicher »Falschaussagen«, die denjenigen, der sie »angeblich« gesagt haben »soll«, nerven, ärgern und emotional aufbringen. Dahinter steckt häufig die Vorstellung, der andere hätte das, was man »wirklich« gesagt hat, zwar »richtig« gehört, habe aber das Gehörte »bewusst« verfälscht oder verzerrt wiedergegeben, aus welchen Gründen auch immer, meistens aus Falschheit, Neid oder Missgunst. Natürlich kann dies oft genau so passieren, wenn Menschen es aus reiner Boshaftigkeit auf solche Falschaussagen anlegen. »Das soll ich gesagt haben?«, fragen wir dann aufgebracht. Dass solche »Falschaussagen« nicht aus Boshaftigkeit oder Falschheit heraus passieren, können wir uns nur schwer vorstellen. Wie kommt das? Eine erste Antwort erhalten wir bereits, wenn wir einmal grundsätzlich über das nachdenken, was wir »Wahrnehmung« nennen.

wie ein Flaschenhals

Hier kann das Bild einer dickbauchigen Wasserflasche weiterhelfen, die voll gefüllt ist, aus der aber, wenn man sie umdreht, kein Wasser fließt, weil der Flaschenhals zu dünn ist. Nur wenn man sie leicht schräg hält, gluckert das Wasser in kleinen Schüben heraus. In ähnlicher Weise muss man sich unsere Wahrnehmung vorstellen. All unsere Sinneswahrnehmungen, sehen, hören, riechen, schmecken und fühlen, nehmen unsere Wirklichkeit nie »vollkommen«, das heißt 1:1 wahr, sie sind keine physikalischen Geräte, die unsere Wirklichkeit so abbilden, wie sie ist, sondern sie wählen aus. Mit Bewusstsein nehmen wir nur wahr, was wir auswählen. Wir werden in jeder Sekunde von etwa elf Millionen Daten gewissermaßen »bombardiert« (Lichtwellen, Schallwellen, Reize ... usw.) Aus diesem Riesenangebot wählen wir bewusst nur etwa 200 Bits (Informationseinheiten) aus. Welch eine grandiose Auswahl, wahrlich eine unversiegbare Quelle für viele Missverständnisse und Fehler, allein schon bei der Wahrnehmung, geschweige denn bei der Mitteilung. Es wäre aber wahrlich für keinen Menschen auszuhalten, in jeder Sekunde allen Reizen ausgeliefert zu sein. Hier hat die Evolution wie immer gut für uns vorgesorgt. Sie lässt uns nur das wahrnehmen, was wir auch benötigen zum Leben. Sie hat uns so werden lassen, dass wir stets das auswählen, was wir brauchen oder aus unterschiedlichen Motiven heraus glauben zu brauchen. Wir sind keine technischen Fotoapparate oder Tonbandgeräte, die die Welt so »ablichten« oder so »aufnehmen«, wie sie ist. Wir wählen aus. Die Natur hat uns gewisse »Filter« in unsere Wahrnehmung eingebaut. So wird nur weitergeleitet, was wir brauchen, um uns in unserer Welt zurechtzufinden. Alle Sinneskanäle filtern aus, wählen nur bestimmte Reize aus, die wir brauchen, die wir verkraften, die wir uns vorstellen und mit denen wir am besten leben können. So besitzen unsere Ohren, unser Gehör ebenfalls ganz unterschiedliche »Filter«, die das, was wir wirklich hören, gewissermaßen aus dem riesigen akustischen Angebot herausgesiebt haben. Dabei hören wir im Hintergrund, was alle Menschen um uns herum augenblicklich hören können, deutlich vernehmbar im Vordergrund aber das, was jeder ganz individuell herausgefiltert hat. Diese Filterfähigkeit kennen wir aus solchen Situationen, in denen unsere Ohren aus einer Unzahl von akustischen Reizen nur die herausfiltern, die im Moment für uns wichtig sind. Wir können auf einer Party trotz des Stimmengewirrs, der Geräusche und der Musik unsere Aufmerksamkeit ganz allein auf das richten, was jemand neben uns zu sagen hat. Eine schlafende Mutter etwa kann trotz eines hohen Geräuschpegels in der Umgebung das Weinen ihres Kindes bemerken und davon geweckt werden. Offensichtlich werden dann nur solche akustischen Signale »durchgelassen« oder im Gehirn besonders »markiert«, die im Moment wichtig (lebensnotwendig) sind. Schon diese rein physikalischen Einschränkungen beziehungsweise Erweiterungen im Hörprozess sind für jedes Lebewesen von unterschiedlicher Bedeutung. So hören Menschen anders als Hunde zum Beispiel oder Fledermäuse oder Wale. Die jeweiligen Filtervergrößerungen oder Filterverkleinerungen sagen etwas aus über die jeweilige Notwendigkeit, im »Kampf« zu überleben.

Schnee ist nicht Schnee.

Bei Menschen verschiedener ethnischer und soziokultureller Herkunft können selbst bei gleicher Anatomie des Hörapparates die akustische Wahrnehmung der Welt je nach den Erfordernissen, Gewohnheiten, Lebensumständen und Traditionen doch sehr verschieden sein. Wir kennen zum Beispiel frischen, harten Schnee und Schneematsch. Die Eskimo benennen weit über 20 verschiedene Schneesorten. Wer bei uns von Geistern und Gespenstern berichtet, der berichtet in der Regel über Irreales, für die meisten Menschen in Zentralafrika sind Geister absolute Realität. Es gibt alte Kulturvölker, für die ist unsere »Realität« nur ein Traum und »Träume« sind die wahre Realität. Unsere Wahrnehmung, also auch unser Hören ist demnach auch von kulturellen und sozialen Mustern geprägt. Das Ohr eines australischen Ureinwohners hört aus seiner Umwelt weit mehr heraus als das Ohr eines Menschen aus New York, aber auch umgekehrt. Wer sich über Jahre hin mit Gesang der Vögel beschäftigt, wird in der Tat in einem Wald andere Klänge wahrnehmen als derjenige, der das ganze Jahr nicht aus seinen vier Wänden herauskommt. Wenn wir einem Menschen ein ganz besonders aufmerksames Ohr für alles Merkwürdige zuschreiben, hört er wahrscheinlich wirklich, wenn »Flöhe husten« oder er hört das »Gras wachsen«. Wer in seinem Leben nur Unruhe, Streit und Auseinandersetzung kennt, wird wohl aller Wahrscheinlichkeit nach an mehreren Stellen in einem Gespräch »Dinge« hören, bei denen er sich angegriffen fühlt, und wenn er das dann noch aggressiv anmahnt, wird sich manch friedliebender Mensch erstaunt fragen: »Das soll ich gesagt haben?« und ihm dann antworten: »Warum fühlst Du dich immer gleich angegriffen?« Andererseits hören wir bei manchem Gesprächspartner in fast allem, was er sagt, ständig einen ganz deutlichen »aggressiven Unterton« heraus. Darauf angesprochen, wird er wahrscheinlich antworten: »Du mit deinen Aggressionen! Hör endlich auf, alles in mich hineinzuprojizieren! Du leidest doch unter Verfolgungswahn!« Es kann natürlich sein, dass mein Gegenüber einen so genannten »blinden Fleck« hat für sein aggressives Verhalten. Er blendet es einfach aus, weil es für ihn unvorteilhaft wäre, weil er ja dann an sich arbeiten müsste, aber nicht will, weil er doch im Gegenteil »so angesehen« ist und »immer gut ankommt«. Da das eigentliche Hören in unserem Gehirn stattfindet und das akustische Gehirnareal natürlich vernetzt ist mit anderen Wahrnehmungszentren, auch mit allen dort gespeicherten Einstellungen, Ängsten, Werten, Bedürfnissen, Entscheidungen, Glaubenssystemen, Erinnerungen, Erfahrungen, Emotionen und insbesondere Erwartungen (»Was willst Du hören?«), wird unser Hören an vielen Stellen beeinflusst und gefärbt. Unsere bange Frage: »Was, das soll ich gesagt haben?«, wird auch aus diesem Gesamtkomplex heraus zu verstehen und zu deuten sein.

Es färbt ab.

Wenn ich jemandem begegne, der meiner Ansicht nach besonders hübsch aussieht, der mir ganz besonders sympathisch erscheint, wird er in meinen Ohren nicht viel angenehmer, interessanter, vielleicht intelligenter klingen? Ein anderer Mensch, der vielleicht in meinen Augen absolut hässlich erscheint, wird wohl nicht in gleicher Weise gut in meinen Ohren klingen, zumindest wird es Situationen geben, in denen ich ihn vielleicht missverstehen werde. Auch ganz natürliche Bedürfnisse wie Hunger und Durst werden dem, was ich zu hören bekomme, vielleicht in manchen Fällen ein bestimmtes Filter vorschalten. Was ich im Überlebenskampf, in Hunger und Durst hören möchte, ja hören muss, werde ich aller Wahrscheinlichkeit nach auch hören.

Vielleicht wird dann aus dem Wort »Rot« sofort ein »Brot« und aus einem Wort »Sinken« ganz sicher ein »Trinken«. Die Worte, die ich höre, werden allerdings nicht nur durch die momentan wirkenden Bedürfnisse gefärbt, sondern alle Worte bekommen im Laufe des Lebens für mich eine bestimmte Klangfarbe, die mit den Stimmungen und Erlebnissen zusammenhängen, mit denen sie verknüpft wurden. Häufig hören wir im Alltag unserer Kommunikation den Satz: »Ich kann es nicht mehr hören!« Wir entwickeln sehr schnell eine Art »Allergie«, eine Unverträglichkeit gegenüber manchen Wörtern, Sätzen und Aussagen. Wenn der andere sie aber dennoch immer wieder von sich gibt, kann es passieren, dass wir plötzlich »immun« werden gegenüber solchen Aussagen oder wir blenden sie total aus, hören sie nicht mehr, »überhören« sie oder aber wir hören »statt dessen« etwas anderes, etwas, was wir gerne hören. Wir horchen auf, wenn unser Gegenüber uns unverhohlen fragt: »Was willst du denn hören?« Vieles, was wir so am Tag sagen, bekommt aus unserer jeweiligen Gefühlslage oft eine besondere »Klangfarbe«, kann für den aufmerksamen und einfühlsamen Zuhörenden einiges über unser momentanes Gefühlsleben erzählen. Es gibt Tage, an denen wir uns sehr unglücklich fühlen und deshalb sehr gereizt erscheinen, wo uns die sprichwörtliche Fliege an der Wand stört. Schnell können wir dann in einem Gespräch – meist unbewusst – »auf Angriff schalten«. Aber wir sind im Nu entwaffnet, wenn sich unser Gegenüber nicht persönlich angegriffen fühlt und statt dessen mit einer Bemerkung überrascht wie: »Dir geht´s nicht gut heute?« Wer gut zuhören kann, der hört sehr häufig solche versteckten Signale. Einfühlungsvermögen, Sympathie, Aufmerksamkeit, Bewunderung, Verständnis, Liebe, Desinteresse, Vorurteile, Hass, Ekel und Abneigung, alles kann zu Hörfiltern werden, zu positiven wie negativen. Eines ist jedoch festzuhalten: Wir filtern nicht das, was wir hören, sondern wir hören nur das, was wir filtern.

Wenn man bedenkt, wie riesig die Anzahl unserer objektiven Hörreize im Augenblick des Hörvorgangs sind und wie wenig wir davon auswählen, um in unserem Alltag zu bestehen, dann können wir nur schätzen, wie groß in unserer Kommunikation das Feld von Missverständnissen ist. Verständlich, dass es solche krassen Aussagen gibt wie: »Das größte Problem in der Kommunikation ist die Illusion, sie hätte stattgefunden.« (Bernhard Shaw*), oder: »Kommunikationswissenschaft ist die Lehre von Missverständnissen.« (Markus Ronner*).

Ein Feld, in dem so viele mögliche Missverständnisse möglich sind, wo also das, was ein anderer zu mir sagt, von einer großen Zahl möglicher Auswahlkriterien »gefiltert«, »gefärbt« oder »gesiebt« werden kann, bedarf in ganz besonderer Weise der Korrektur, der Rückmeldung oder des »Feedbacks«. Wer jemand anderen missversteht, sich dessen aber nicht bewusst wird, bekommt große Schwierigkeiten im weiteren Kommunikationsverlauf, es sei denn, beide Gesprächspartner stehen in einem engen Kontakt zueinander und teilen sich gegenseitig ihre Unsicherheiten mit beidseitigem Verstehen mit. Dies geschieht methodisch in einer Rückfrage wie: »Hab´ ich dich jetzt richtig verstanden?« oder »meinst Du etwa ...« oder »das klingt ja wie ...« usw. Der andere kann dann klarstellen, entweder: »Ja, du hast mich ganz gut verstanden ...« oder »nein, so habe ich es nicht gemeint« oder »nein, hier liegt ein Missverständnis vor ...« usw. Natürlich werden solche Rückfragen und Rückantworten immer seltener, je besser wir dem anderen wirklich zuhören können, je enger wir mit ihm in Kontakt bleiben und je mehr wir die Fähigkeit besitzen, uns in einen anderen Menschen hineinversetzen zu können.

Es gibt eine bekannte Methode dieses »Einvernehmen« mit meinem Gesprächspartner zu trainieren und zu vervollkommnen. Man nennt sie die »Alter Ego«-Übung. »Alter Ego« (was man mit »anderes Ich« übersetzen kann) geht auf den römischen Philosophen Cicero zurück, der damit zum Ausdruck bringen wollte, dass ein guter Freund für mich so etwas wie ein »zweites Selbst« sein kann. Zwischen zwei Personen kann das Verhältnis so intensiv sein, dass jeder im anderen gewissermaßen zu einer zweiten »Identität« werden kann. In der Kommunikationspsychologie versteht man unter dem »Alter Ego« eine Übung, die man auch »Doppeln« nennt. Konkret sieht die Übung so aus, dass ich mich hinter eine Person stelle und ihr zuhöre, wie sie etwas über sich selber aussagt. Nach einer Weile verstummt mein Gegenüber und ich habe dann die Möglichkeit, mit meinen eigenen Worten das zu wiederholen, was ich gehört habe. Ich beginne dann mit dem Satz: »Ich höre dich sagen ...« Der Gesprächspartner vor mir hat dann die Möglichkeit, mir entweder ein positives Feedback zu geben wie zum Beispiel: »Ich fühle mich sehr gut von Dir wiedergegeben ...« oder aber er kann zu mir sagen: »Stopp, du hast mich falsch verstanden, nein, so habe ich es nicht gesagt ...« oder Ähnliches. Wenn diese Übung in einer Gruppe stattfindet, hat dies natürlich noch den Vorteil, zusätzliche Sicherheit zu bekommen, ob das, was ich sage, auch wirklich das war, was der andere mir gesagt hat. Diese Übung wird heute nicht nur in der Paar- und Eheberatung angewandt, sondern auch in der Gruppenpsychotherapie, in Selbsterfahrungsseminaren oder Gesprächstrainings. Es ist der Versuch, den anderen wirklich zu verstehen in dem, was er mit mir kommuniziert, Unsicherheiten anzusprechen, bevor man vielleicht ungerecht über ihn urteilt. Verstehen heißt dann, um es in einem Wort eines Indianerhäuptlings der Sioux zu verdeutlichen, eine Fähigkeit, die er folgendermaßen ausdrückt: »Bevor du über einen Menschen urteilst, solltest du drei Monde (Monate) lang in seinen Mokassins gegangen sein.«*

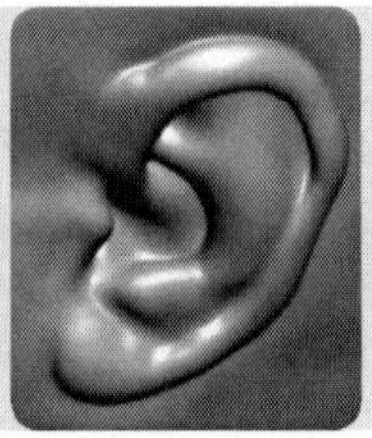

7. »Du hast weggehört!«

Feigheit

zum Hören

Feige sein heißt: Wir stopfen uns aus Angst unsere Ohren zu, gerade dann, wenn unser Herz redet.

Sprachlos

Mitunter
bersten lautlose Schreie
in meiner trockenen Kehle,
zerfallen
zwischen Zunge und Gaumen
in lahme Sätze
und bröckeln als kraftlose Worte
durch meine Zähne.
Die Wahrheit
könntest du lesen in meinen Augen:
Dass meine spröden Lippen
trinken wollen von deinem Mund
die lockende Feuchte,
dass meine heiße Stirn
ruhen möchte
im schmiegsamen Rund
deiner Achselhöhle,
während an meiner Wange
die sanfte Wölbung der Brust
unmerklich bebt
unter dem Schlag
deines Herzens.

Das alles
kann ich nicht sagen.
Stattdessen
bersten lautlose Schreie
in meiner Kehle.

GÜNTHER BACH[21]

zum Überdenken

*»Es gibt nur eine Sünde: Feigheit.«**

FRIEDRICH WILHELM NIETZSCHE

Es sind wahrlich nicht wenige Menschen, die unter irgendeinem Gebrechen, einer Behinderung oder einer Störung leiden, für die sie zumindest subjektiv nichts können, der sie einfach ausgeliefert sind, z. B. Sprachstörungen, Denkstörungen, Gehstörungen, Hörschäden, Sehstörungen. Wir haben mit Recht Verständnis und Mitleid mit ihnen und wünschen ihnen eine Heilung oder wenigstens eine spürbare Verbesserung. Wir vergessen und blenden gerne all jene aus, die in irgendeiner Weise selber für ihr Problem verantwortlich sind. Auf das Thema »hören« übertragen bedeutet das, dass man sicher die meisten Menschen nicht dafür verantwortlich machen kann, dass sie schlecht hören, überhaupt nichts mehr hören oder nur noch ganz undeutlich hören. Wir vergessen an dieser Stelle jedoch gerne jene Menschen, die durchaus richtig hören, hinterher aber in ganz verblüffender Weise so tun, als ob sie überhaupt nichts gehört hätten. Sie entwickeln eine Fähigkeit, entweder »wegzuhören«, nur bestimmte Dinge »herauszuhören«, sie verfälschen das, was sie in Wahrheit gehört haben, tun so, als hätten sie überhaupt nichts gehört oder lügen stattdessen.

---

[21] G. BACH, Sprachlos: www.guenther-mac-bach.de/gedichte.htm

feige weghören

Was mag unser Beweggrund sein, nicht zu dem zu stehen, was wir wirklich hören? Das betrifft Botschaften, die uns aus der realen Außenwelt ins Gehör kommen, aber auch die »inneren Stimmen«, die Stimme unseres Gewissens oder die Stimmen unseres »Bauchgefühls«, die wir zwar hören, aber dann totschweigen. Sicher stehen dabei Angst oder Feigheit, Rechthaberei und eine bestimmte Sucht »allen Menschen zu gefallen«, Pate. Feige sind wir, weil wir das, was wir wirklich gehört haben, aus Angst vor den Folgen nicht wahrhaben wollen. Feige sind wir aus Furcht vor dem sachlich und moralisch notwendigen Schritt, den wir letztendlich aber lassen, weil er verbunden wäre mit unangenehmen Begleiterscheinungen, mit Mühen und Kosten, mit Angst und Schrecken oder mit Schwierigkeiten und Schmerzen. Vielleicht steckt hinter dieser Feigheit ein intensiver, zu intensiver Wunsch, von allen geliebt zu werden, deshalb kein Risiko einzugehen, nicht »anzuecken«, jedem gegenüber möglichst angepasst und genehm zu erscheinen. »Nichts macht uns feiger und gewissenloser als der Wunsch, von allen Menschen geliebt zu werden«, meint Marie von Ebner-Eschenbach.* Dafür zahlen wir oft einen hohen Preis, unsere Wahrhaftigkeit. Wir stehen nicht zu dem, was wir eigentlich gehört haben. Das ist der Hintergrund jener klaren biblischen Botschaft: »Wer Ohren hat, zu hören, der höre!« MATTH 11,15 Dort steht nicht: »... der höre weg!« Weghören, wegschauen, alles aussitzen, sich wegdrehen, nichts anfassen, alles so belassen, wie es ist, vor sich selbst davonlaufen, das ist hier nicht gefragt. Gefragt ist der Mut, hinzuhören, hinzuschauen, anzupacken, das Gehörte ernst zu nehmen. Häufig versteckt sich Feigheit hinter der Fassade: Geduld, Langmut, Toleranz oder Diplomatie. Dort findet sie oft eine vortreffliche Tarnung. Feigheit muss auch nicht immer etwas Großes, Spektakuläres sein, sie findet sich am häufigsten in unscheinbaren Situationen. »Feigheit ist etwas ganz kleines, mieses, nicht die große Angst vor Schmerzen, Folter, Tod, feige wäre, wenn du jetzt meine Hand loslässt«, sagt die Dichterin Ute Maria Seemann.*

Lügen, Lügen, Lügen

»Feigheit ist der verächtlichste Charakterzug des Menschen, zumal sie sich nur allzu gern mit Lüge und Verleumdung paart.«* (Max Haushofer). Während sich die menschliche Feigheit eher in unserem inneren Gefühl regt, versuchen wir sie nach außen hin rational zu rechtfertigen, wir »lügen uns in die eigene Tasche«. Die Lüge verfälscht im Grunde das, was ich eigentlich gehört habe. Wer lügt, fühlt sich nicht feige, wer lügt, kann sich oft im Gegenteil sehr mutig fühlen, besonders wenn die Lüge dreist und boshaft daherkommt. Deshalb ist es auch wesentlich schwerer, sich Lügen anzuhören, als sie zu verbreiten. Etwas wehrt sich in uns, wir spüren geradezu die Lüge körperlich, weil sie etwas Gewaltsames an sich hat, wenn sie einfach die Wahrheit verbiegt.

Aber nicht immer steckt hinter der Lüge etwas Boshaftes. Meistens steckt etwas ganz anderes hinter ihr, eine persönliche Notlage (»Notlüge«) zum Beispiel oder ein durchaus glaubhaftes Gefühl von Rücksichtnahme, wenn man mit der Wahrheit einem Menschen nicht »unnötig« schaden möchte oder wenn wir der Ansicht sind, dass der andere die »schreckliche« Wahrheit im Moment nicht ertragen könnte. Schwerkranke Menschen trifft es hier besonders. Man möchte ja schließlich einem todkranken Menschen nicht jede Hoffnung rauben, man möchte ihm Mut machen zu kämpfen, lebensbejahend zu sein. Dies kann manchmal ein durchaus respektables und humanes Motiv sein, den anderen zwar nicht zu belügen, ihm aber wenigstens nicht die ganze Wahrheit zu sagen, wenn er sie nicht vertragen kann und wenn man ihm nicht unnötig schaden möchte.

Andererseits muss man mit Stefan Schütz festhalten: »Auch Halbwahrheiten sind ganze Lügen!«* Einem Menschen nicht »unnötig schaden« zu wollen, kann in vielen Fällen geradezu schädlich sein, wenn wir ihm nämlich nicht die »volle Wahrheit« sagen, ihn »nicht ernst nehmen«, »kleiner machen, als er ist« oder ihm etwas vorgaukeln. Manfred Hinrich drückt es sehr vorsichtig, aber sehr treffend aus, wenn er sagt: »Wahrheiten verwunden, zunächst …, Lügen lindern …, vorerst.«* Etwas drastischer drückt es ein altes Sprichwort aus: »Lügen sind Hausmannskost, die Wahrheit ist ein Festmahl« oder Erhard Blank: »Notlügen schaffen erst die Not, für die sie lügen.«* Wenn es in einem biblischen Text heißt: »… denn die Wahrheit macht Euch frei« JOHANNES 8,32, sollte man auch an das Wort von Maxim Gorki erinnern: »Die Lügen sind der Gottesdienst der Sklaven, die Wahrheit der der freien Menschen.«* Der österreichische Aphoristiker Ernst Ferstl benutzt ein ähnliches Bild, wenn er bemerkt: »Auf dem Altar des Lieb- und Nettseins werden unzählige Wahrheiten geopfert.«*

mein Bauchgefühl

Es muss nicht immer Feigheit sein, wenn ich, aus welchen Gründen auch immer, bewusst von dem weghöre, was meine Verantwortlichkeit betrifft. Häufig würde ich ja gerne auf das hören, was an meine Verantwortung adressiert ist, aber nicht selten höre ich nur sehr einseitig. Ich höre vielleicht nur auf meinen Verstand und wage es nicht, aufmerksam auf meine innere Stimme oder mein »Bauchgefühl« zu achten. Wir verstehen darunter so etwas wie einen Seelenkompass. »Je komplexer eine Entscheidung, desto mehr sollte man seinem Unbewussten vertrauen«, hebt auch der niederländische Sozialpsychologe A. Dijksterhuis hervor.* »Im Inneren deines Seins« – sagt Laotse – »ist die Antwort. Du weißt, wer du bist und du weißt, was du willst.«* »In dem Augenblick aber, wo uns alles verloren scheint, erreicht uns zuweilen die Stimme, die uns retten kann; man hat an alle Pforten geklopft, die auf gar nichts führen, vor der einzigen aber, durch die man eintreten kann, und die man vergeblich hundert Jahre lang hätte suchen können, steht man, ohne es zu wissen, und sie tut sich auf«*, sagt Marcel Proust. Und Robert Musil klagt: »Wir haben heute keine inneren Stimmen mehr; wir wissen heute zu viel, der Verstand tyrannisiert unser Leben.«* Es soll hier auf keinen Fall eine einseitige Bevorzugung des Gefühls gegenüber der »Ratio« vorgenommen werden. Ein Hören auf die innere Stimme ist eher eine Chance, mit unseren beiden Gehirnhälften in Balance zu stehen, die unterschiedlich den »Kopf« (Verstand – linke Gehirnhälfte) und den Bauch (Gefühl, Kreativität – rechte Gehirnhälfte) repräsentieren. »Die innere Stimme ist sozusagen wie das innere Auge eine Erscheinung des Austausches zwischen linker und rechter Gehirnhälfte, also der »Interhemisphärenkommunikation«, meint Johannes Holler.* Es scheint wirklich so zu sein, dass wir in Gefahr sind, diese innere Stimme eher nicht richtig zu hören oder gar nicht auf sie zu hören. Besonders die Dichter, denen ein ganz besonderes Vertrauen und ein natürlicher Instinkt in Bezug auf diese innere Stimme zugeschrieben wird, werden nicht müde, immer wieder auf sie hinzuweisen, um uns von ihr leiten zu lassen. »Dies sage ich euch zum Abschied: Höret auf den Vogel! Höret auf die Stimme, die aus euch selber kommt! Wenn sie schweigt, diese Stimme, so wisset, dass etwas schiefsteht, dass etwas nicht in Ordnung ist, dass ihr auf dem falschen Weg seid. Singt und spricht er aber, euer Vogel – oh, dann folget ihm in jede Lockung und noch in die fernste und kälteste Einsamkeit und in das dunkelste Schicksal hinein!«, beschwört uns Hermann Hesse.*

»Wenn du dein Leben nicht so lebst, wie deine innere Stimme es dir eingibt, bekämpfst du das Beste in dir und endest gespalten und von dir selbst um dein Glück betrogen«, gibt Buddha* zu bedenken. Etwas nüchterner bemerkt Albert Einstein: »Der Verstand spielt auf dem Weg der Entdeckung nur eine untergeordnete Rolle. Es findet ein Sprung im Bewusstsein statt, nennen Sie es Intuition oder was Sie wollen, und die Lösung kommt zu Ihnen und Sie wissen nicht wie und warum.«*

Die Lüge benutzt meistens eine gefällige Sprache, klingt oft logisch und verständnisvoll, benutzt gerne Schönfärberei und Schwärmerei. Sie versteckt ihre schlechten Absichten und Botschaften in schönen Worten. »Ohrenbläser lügen gern«, sagt ein deutsches Sprichwort.

Darum geht es auch in einer »Geschichte vom Herrn Keuner« in einer Parabel von Bert Brecht. Dort heißt es: »Wenn die Haifische Menschen wären«, fragte Herrn K. die kleine Tochter seiner Wirtin, »wären sie dann netter zu den kleinen Fischen?« »Sicher«, sagt er, »wenn die Haifische Menschen wären, würden sie im Meer für die kleinen Fische gewaltige Kästen bauen lassen, mit allerhand Nahrung drin, sowohl Pflanzen als auch Tierzeug. Sie würden sorgen, dass die Kästen immer frisches Wasser hätten, und sie würden überhaupt allerhand sanitäre Maßnahmen treffen. Wenn zum Beispiel ein Fischlein sich die Flosse verletzen würde, dann würde ihm sogleich ein Verband gemacht, damit es den Haifischen nicht wegstürbe vor der Zeit. Damit die Fischlein nicht trübsinnig würden, gäbe es ab und zu große Wasserfeste; denn lustige Fischlein schmecken besser als trübsinnige. Es gäbe natürlich auch Schulen in den großen Kästen. In diesen Schulen würden die Fischlein lernen, wie man in den Rachen der Haifische schwimmt. (...) Auch eine Religion gäbe es ja, wenn die Haifische Menschen wären. Sie würde lehren, dass die Fischlein erst im Bauch der Haifische richtig zu leben begännen.(...)«

Unsere »innere Stimme« misstraut diesen Ohrschmeicheleien. Meist können wir diese innere Stimme deutlich spüren, jeder von uns kann seine ganz eigenen Merkmale spüren, wenn sie sich »zu Wort melden«, leider »überhören« wir sie zu gerne. Dann sagen wir hinterher: »Ich hab´s irgendwie gewusst, das kam mir irgendwie komisch vor. Ich hätte doch auf mich hören sollen!« Damit wir in unserem Leben vor derart trügerischen Stimmen besser geschützt und beschützt werden, ist es gut, immer wieder den Kontakt mit unserer ureigenen inneren Stimme zu suchen, die aus dem Unterbewussten aufsteigt und es stets gut mit uns meint. So wünscht es uns Pierre Stutz, ein Schweizer Theologe und ein gefragter spiritueller Begleiter:

»Horch auf deine innere Herzensstimme, die dich zu dir selbst führt, zum tiefen Grund deines Daseins und zu deiner ureigenen Aufgabe auf dieser Welt.

Erkenne in dir jene Herzensworte, die dich wirklich lebendig werden lassen und dir die Kraft zum Mitsein und zum Engagement schenken.

Horche auf deine innere Herzensstimme, um zu erkennen, welche unruhigen Stimmen dich fremdbestimmen und blockieren und welche tiefe innere Stimme der Intuition dich zum Geradestehen für dein Leben aufrichtet.

Erkenne in dir jene Herzensworte, die sich in der Fülle der Informationen in deinen Seelengrund gesetzt haben, weil sie sich bewährt haben und erahne in ihnen die göttliche Stimme, die auch dir ins Herz geschrieben ist.«

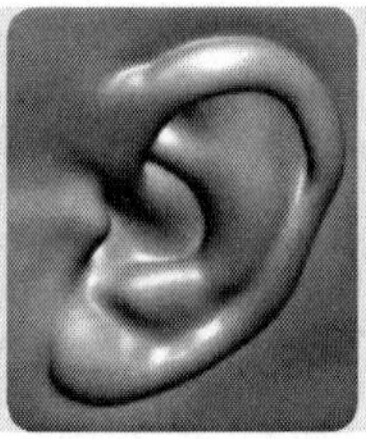

8. »Auf einem Ohr taub.«

Einseitigkeit

zum Hören

Stets beide Seiten hören, abwägen und dann seine Meinung bilden.

Alkoholverbot in der Öffentlichkeit?

pro	contra
O-Ton: Rolf Hüllinghaus, Deutsche Hauptstelle für Suchtfragen: »Eigentlich sollte es ja die Normalität sein, dass kein Alkohol in der Öffentlichkeit getrunken wird. Wir stellen aber fest, dass Kinder und Jugendliche sich immer öfter zusammenfinden um Alkohol zu konsumieren, Plätze und Kioske werden weiträumig belagert. All das ist verbunden mit einer Einstellung und Vorbildern, die wir nicht brauchen können. Alkohol ist gefährlich und dem muss Rechnung getragen werden.«	**O-Ton: Monika Düker, B'90/Grüne, Landtagsfraktion** »Vertreibung und Verdrängung von Randgruppen im Bereich Alkohol werden dem Problem nicht gerecht. Wir verlagern die ganze Geschichte so in Stadtbezirke, wo es neue Probleme gibt, also Alkoholprobleme mit Verdrängung und Vertreibung entgegentreten – so lösen wir die Probleme nicht.«
O-Ton: Rudolf Henke, CDU, Landtagsfraktion: »Es soll immer möglich sein, nach der Hochzeit vor dem Standesamt oder der Kirche ein Glas Sekt zu trinken, aber jeder von uns kennt Plätze, wo man immer von denselben Säufern angepöbelt wird und die Kommunen haben zu wenig Möglichkeiten, das zu unterbinden, dazu gehört für sie eine rechtliche Chance, Alkohol zu untersagen.«	**O-Ton: Silke Morlang, Ginko Suchtvorbeugung NRW** »Dieses Verbotene reizt Jugendliche eher, das zu umgehen und in dem Fall noch mehr Alkohol zu trinken. Wir müssen unserer Jugend beibringen, wie man vernünftig mit Alkohol umgehen kann und dazu müssen sie auch die Schattenseiten kennenlernen.«

»Hinter ihrer Einseitigkeit geschützt, gefeit gegen jede Überraschung, ertrinken sie in der Übermacht ihrer Argumente«[22]

STANISLAUS KLEMM

Irgendjemand sagte einmal etwas amüsant, aber sehr treffend, dass die Natur es sehr gut eingerichtet und sich etwas dabei gedacht hätte, dem Menschen nur einen Mund, aber zwei Ohren mitgegeben zu haben. Offensichtlich wird damit dem Hören mehr Bedeutung beigemessen als dem Reden, was in der Tat in vielen Fällen zutreffen mag, nämlich immer dann, wenn einfühlsames und aufmerksames Zuhören der menschlichen Kommunikation dienlicher und erfolgsversprechender ist als schnelles und kluges Daherreden. Es fällt uns meistens sehr schwer, den Mund zu halten, wenn aufmerksames Zuhören angesagt wäre. Dass wir aber zwei Ohren und zwei Augen besitzen, hat allerdings einen anderen Grund, dass wir nämlich vollständiger hören und vollständiger sehen können, weil wir uns im dreidimensionalen Raum besser orientieren und die Dinge dreidimensional und plastisch erfassen können. Zur »Not« könnte man natürlich auch mit einem Ohr hören oder mit einem Auge sehen, aber zum vollständigen räumlichen Hören und Sehen sind wir immer auf die jeweils beiden Sinnesorgane angewiesen. Was geschieht zum Beispiel beim Hören mit beiden Ohren? Die Lokalisation einer Richtung kommt nur dadurch zustande, dass ein Schall nicht beide Ohren gleichzeitig erreicht. Wegen ihrer symmetrischen Anordnung nimmt das eine Ohr den Schall Bruchteile von einer Sekunde früher auf als das andere. Aus dieser Zeitdifferenz errechnet das Gehirn die genaue Richtung des Schalls. Ergibt die Differenz eine Null, so hören wir den Schall genau vor uns in der Mitte. Unser Bewusstsein hört dabei nicht zwei einzelne (zeitlich versetzte) »Schälle«, sondern einen Schall mit einer bestimmten Richtung. Beim Sehen laufen ähnliche Prozesse ab. So können wir uns bestens im Raum orientieren.

---

[22] S. KLEMM, Sternensplitter – Meditationen mit Steinen, München 1989

»auf einem Ohr taub«

Wenn wir aber davon reden, dass viele Menschen wohl auf »einem Ohr« taub geworden sind, meinen wir natürlich nicht, dass sie einen physiologischen Hörfehler bekommen hätten. Sie besitzen durchaus zwei gut funktionierende Ohren und sie können sich sehr gut im Raum orientieren. Was aber bei ihnen auffällt, ist eher ein psychologischer Fehler, nämlich die Einseitigkeit (Verarmung) ihrer Wahrnehmung. Sie wenden ihr Ohr zum Beispiel bewusst nur jenen Menschen zu, die ihnen sympathisch erscheinen oder die immer wieder ihre eigene Meinung bestätigen. Sie glauben nur an das, was sie auch selber sehen können oder selber gehört haben. Sie betrachten alles immer nur von der Kosten-Nutzen-Seite her und schließen alle möglichen Botschaften aus, die ihre feste Meinung revidieren oder erschüttern könnten. Sie fürchten irgendwie die Wahrheit und stopfen sich gewissermaßen jenes Ohr zu, das zur Wahrheit, zur Objektivität führen könnte. Dafür haben sie »kein Ohr«, sie hören nur solchen Argumenten zu, die ihre eigene feste Meinung bestätigen. Sie meiden oder schneiden dabei all jene Mitmenschen, deren Meinung helfen könnte, einen Sachverhalt vollständiger, realistischer und wahrheitsgetreuer zu erfassen. Man bleibt da lieber in seiner Ideologie, in seinem rahmengebundenen Zweckdenken stecken, das immer intoleranter wird gegenüber allen anderen Meinungen. Es ist eine Parteilichkeit, die das objektive Urteil meidet und unduldsam wird gegen Andersdenkende, die lieber in ihren eigenen Vorurteilen ertrinken möchte, als sich anderer Quellen zu bedienen, die immer unsachlicher wird und auf eine starre Willkür und auf Gewalt hinzielt. Eine solche Parteilichkeit ist gleichzusetzen mit Befangenheit, Engstirnigkeit, Verblendung, Voreingenommenheit, Diktatur, Enge, Unduldsamkeit. So warnt bereits der chinesischer Philosoph Mo Ti (480-390 v. Chr.): »Wenn die Universalität zum Prinzip gemacht wird, dann regiert die Gerechtigkeit, und wenn die Parteilichkeit zum Standard gemacht wird, dann regiert die Gewalt.«* Hier sagt man dann zu Recht, dass derjenige auf »einem Ohr taub« geworden ist.

Diese Parteilichkeit möchte für sich eine Interpretationshoheit erwirken nach dem bekannten Motto: »Die Partei, die Partei, die hat immer recht, die Partei, die Partei, die Partei!« Gemeint ist natürlich nicht eine berufsbedingte Parteilichkeit, etwa das uneingeschränkte und solidarische Engagement eines Anwalts, eines Therapeuten oder Seelsorgers für die Interessen seines Klienten, Schützlings oder Anvertrauten, für den er eintreten muss, damit dieser keinen Schaden erleidet, wieder respektiert wird und die Hilfe erhält, die er zu einem menschenwürdigen Leben braucht.

Das Leben ist nicht »einfach«.

Wir kennen alle den Seufzer eines Menschen, der nach seinem Leben gefragt mit einem klagenden Unterton feststellt: »Tja, das Leben ist nicht einfach« und sagen will, dass es nicht leicht ist und reich gefüllt mit Not und mancherlei Problemen. Darüber hinaus ist das Leben – wörtlich genommen – schon deshalb nicht einfach, weil es im Regelfall eigentlich »zweifach« ist. Es ist (nämlich), wenn es gelingen soll, eine permanente Auseinandersetzung, eine Gleichgewichtssuche (eine Balance) zwischen mindestens zwei entgegengesetzten, sich aber notwendig ergänzenden Polen, wie etwa Plus und Minus, Zuviel oder Zuwenig, Ich und Du, Harmonie und Streiten, Nähe und Distanz, Anstrengung und Entspannung, Zulassen und Sicheinmischen, heilsame Geduld und heilsame Ungeduld, Beharren und Verändern. Aristoteles lehrte schon seinen Sohn Nicomachos, dass alles im Leben, was einen Wert besitzt, entweder durch ein »Zuviel« oder ein »Zuwenig« zerstört werden kann. Entweder man vernachlässigt die eine Seite oder die andere, oder man übertreibt sie. Auch der berühmte Dädalus hat metaphorisch die notwendige Lebensregel verstanden, wenn er seinen Sohn Ikarus beschwört: »Ikarus, halte dich immer in der Mitte, ich bitte dich! Denn wenn du zu tief fliegst, so werden die Wellen dir die Flügel beschweren und dich hinab ziehen. Steigst du aber zu hoch empor, dann kommst du der Sonne zu nahe, deine Federn fangen Feuer, und das Wachs schmilzt in der Hitze. Zwischen den Wellen und der Sonne halte deinen Flug, folge stets nur meiner Führung!«[23] Was der Mensch auf seinem Lebensweg suchen soll, so die Botschaft dieser Geschichte, ist jene Mitte zwischen den Gegensätzen des Lebens. Er sollte immer die Gefahren dieser beiden Extreme vor Augen behalten. Das ist mit dem Bild der beiden Ohren gemeint, die wir benutzen sollen, um dem Leben genau zuhören zu können. Unsere ständige Bemühung, hier eine Balance zu halten, um nicht zu sehr nach links oder rechts auszuweichen, ist offensichtlich doch ein schmaler Weg, auf dem man sehr schnell stolpern und straucheln kann. Hier drängt sich uns geradezu ein Bild auf, das Bild eines Tanzes auf einem schmalen Seil. Es ist für uns alle bewundernswert, wenn wir diesen Weg schaffen, um an unserem Lebensziel anzukommen, vgl. Stanislaus Klemm.[24]

»audiatur et altera pars«

Im römischen Rechtsempfinden, das unsere Rechtsprechung stark vorbereitet und geprägt hat, gibt es einen unverzichtbaren Grundsatz: »audiatur et altera pars« – »auch die andere Seite muss gehört werden«. Das Sprichwort will sagen, dass die Ursachen für einen Konflikt nicht auf einer Seite allein begraben sind – das römische Rechtsprinzip will, dass in der »Anhörung vor Gericht« auch der Gegenpartei Gehör zu verschaffen ist. Um die ganze Wahrheit, die Gerechtigkeit und Fairness zu erreichen, ist es also unabdingbar, seine Meinung nicht nur »aus einem Ohr« zu beziehen, sondern auch mit dem »zweiten Ohr« sich dem zuzuwenden, was die »andere Seite« zu sagen hat. Man könnte fast einen Slogan des Zweiten Deutschen Fernsehens benutzen, wenn es dort heißen würde: »Mit dem 2. Ohr hörst Du genauer!« Dies ist oft ein anstrengender und auch schmerzlicher Prozess, denn er erfordert von uns die Bereitschaft, »über unseren eigenen Tellerrand hinwegzuschauen«, »über den eigenen Schatten zu springen«, Wahrheiten zu ertragen

---

[23] Griechische Sagen des Altertums, bearbeitet und ergänzt von R. CARTENSEN, Berlin 1991

[24] S. KLEMM, Unser Leben, ein Seiltanz. Die Kunst, Balance zu halten, Würzburg 2009

und anzunehmen, die für mein Ego nicht gerade schmeichelhaft erscheinen, die mich aber motivieren sollen, Fehlhaltungen wieder »geradebiegen« zu können, Fehler einzugestehen, Veränderungen anzustreben, Anstrengungen auf mich zu nehmen. Dies ist in vielen Lebensumständen oft sehr schwierig, weil wir uns häufig, unserer alten Gewohnheit folgend immer – um im Bild eines Seiltanzes zu bleiben – über lange Zeit zu sehr in eine Richtung geneigt und uns deshalb »Haltungsschäden« zugezogen haben, man kann sie auch Probleme, Krankheiten und Schwierigkeiten nennen, die wir dadurch bekommen. Hier ist es lebensnotwendig, dass wir dann unsere Balancierstange auf unserem weiteren Weg über das Seil stark und vielleicht extrem einmal in die andere Richtung neigen, um somit wieder ins rechte Lot zu kommen. Wer über lange Jahre immer nur an die anderen gedacht und sich arg vernachlässigt hat, bekommt einen empfindlichen nicht immer nur psychischen »Haltungsschaden«, der sehr schmerzhaft werden kann. Er muss dann sein Schwergewicht vielleicht einmal »einseitig« in Richtung »ich selbst« legen, was ihn vielleicht anfänglich unsicher werden lässt. Es gibt also auch eine »Einseitigkeit«, die dabei hilft, wieder die Balance des Lebens zu finden, die dazu führt, das Leben als eine zweiseitige Medaille zu sehen, es an seinen beiden »Rändern« wahrzunehmen und zu akzeptieren. »Mit beiden Ohren zu hören«, die symbolische Aufforderung zur ehrlichen Auseinandersetzung mit der Polarität unseres Lebens, bedeutet aber nicht, in dieser Auseinandersetzung ewig zu verharren. Irgendwann müssen wir uns nämlich entscheiden, in welche Richtung und wie stark in dieser Richtung wir weitergehen müssen. »Den anderen Teil zu hören« ist für einen gerechten Richter unumgänglich, aber auch er muss dann entscheiden. Auch wir sollten uns in allen wichtigen Lebensfragen nicht taub stellen, wenn uns andere Meinungen und andere Wahrheiten motivieren wollen, unser Leben ebenfalls plastischer, »räumlicher« sehen zu lernen. Aber dann müssen wir uns auch entscheiden. Wir können bei allem »die andere Seite muss gehört werden« nicht nur in einer unfruchtbaren und manchmal sehr nervenden Haltung eines »Ja – Aber« verharren. Das entspräche – um in unserem Bild der Balance zu bleiben – nicht einem kunstvollen Seiltanz, sondern eher einer langweiligen Wippe.

Wer sich nicht dem Vorwurf preisgeben möchte, bei der Beurteilung eines Menschen immer nur mit »einem Ohr hinzuhören«, immer nur seine eigene Situation zu sehen, der muss den Mut und die notwendige Geduld (manchmal »Engelsgeduld«) haben, auch die Situation des anderen hinreichend anzuhören und dann zu urteilen oder dann zu handeln.

Ein Beispiel, das vielleicht viele kennen: Eine Frau ist am Ende ihrer Nerven. Ihr Mann hat seinen Alkoholkonsum schon lange nicht mehr im Griff. Tagelang ist er berauscht, hat oft regelrechte Filmrisse, er bleibt häufig von der Arbeit weg, sie ruft dann bei seinem Chef an und entschuldigt ihn wegen Krankheit. In der letzten Zeit fängt er regelrecht an auszuflippen, er schreit, wirft die Möbel um und schlägt sie. Sie macht dann alle Fenster im Hause zu, damit es nur ja die Nachbarn nicht merken sollen. Sie geht zum Arzt und lässt sich ihr blaues Auge behandeln, das sie sich angeblich an einer Tischkante angestoßen hat. Sie liebt ihren Mann und möchte auf keinen Fall, dass dieser »auf die schiefe Bahn gerät« oder »auf der Straße landet«, wenn sie ihn verlassen würde. Das Ohr, das in Richtung ihres Mannes hört, ist äußerst, ja allzu wachsam. Das Ohr, das auch ihre eigene Situation »hört«, ist wie taub. Sie duldet alles still und leidet unsäglich vor sich hin. Ihre beiden Kinder sind verzweifelt hin- und hergerissen zwischen Mutter und Vater.

Was muss eigentlich noch passieren, so fragt man sich, bis die Frau ihren Mut gefunden hat, nicht mehr alles nur passiv zu dulden, sondern sich aktiv in das Verhalten ihres Mannes einzumischen? Nicht in unnötigen und wirkungslosen Vorwürfen und Beschimpfungen, sondern in einer ruhigen Überlegung. Sie könnte ihm sagen, dass sie ihn trotz seines Verhaltens immer noch liebt, dass sie aber nicht mehr mit ansehen will, wie sein Verhalten nicht nur ihn, sondern die ganze Familie in den Ruin treibt. Sie könnte ihm sagen, dass er Hilfe braucht, und wenn er die Hilfe annähme, sie ihn dabei unterstützen würde. Würde er aber weiterhin die Hilfe ignorieren, dann würde sie ihn verlassen. Er wäre dann für sein Verhalten in Zukunft alleine verantwortlich. Dieser Mut, dieser Schritt weg vom gefährlichen nur Dulden zum sich ehrlich Einmischen hat schon manchen Alkoholkranken gesund oder trocken werden lassen, von der eigenen Rettung ganz abgesehen. Wir merken deutlich, dass die Frau in diesem Falle wirklich mit ihren »beiden Ohren« ihre Situation wahrnimmt. Sie hört das Elend und die Hilflosigkeit ihres Mannes, hört gleichzeitig, dass sie den Respekt und die Verantwortung für sich und die Kinder zu verlieren droht, hört die Stimmen, die auf unvermeidliche aber schmerzliche Veränderungen hindrängen, sie hört aber auch noch die Stimme, die sie an die Liebe zu diesem Mann erinnert. Gerade in der Kraft dieser Liebe kann sie dann die Kraft finden, eine Veränderung auch durchzuhalten. Eine solche Veränderung kann, wenn überhaupt, nicht nur das Leben ihres Mannes retten, sondern auch den Respekt vor sich selber. Im Bild der beiden Ohren, die uns ja die Fähigkeit schenken, uns im dreidimensionalen Raum zu orientieren, kann man sagen, dass ein solcher Schritt für alle Beteiligten gut ist, wenn ihn die Frau auch tatsächlich durchzieht. Eine solche Entscheidung könnte man auch symbolhaft eine »plastisch-räumliche« und nicht eine nur eindimensionale nennen.

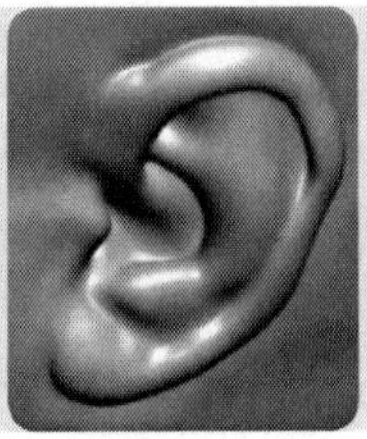

9. »Das hört sich nicht gut an!«

Misstrauen

zum Hören

Das »gesunde« Misstrauen in guter Balance mit dem Vertrauen ist eine Fähigkeit, die unser Leben retten kann.

Der Hahn und der Fuchs

Auf einem Ast saß ein alter, sehr gewitzter Hahn, um die Hühner zu bewachen. »Brüderchen«, sprach der Fuchs, »lass uns heute endlich Frieden machen, kein Streit sei mehr zwischen uns. Komm runter, lass dich küssen, aber schnell, ich habe noch zwanzig andere Meldungen zu besorgen. Ihr Hühnervolk könnt nun sorglos wieder euren Geschäften nachgehen, so soll es von heute ab sein. Du aber komm jetzt schnell herab, dass wir uns den Bruderkuss geben.«

»Freund«, sagte daraufhin der Hahn, »mit größerem Genuss habe ich noch keine Botschaft im Leben gehört; und dass sie gerade aus deinem Munde kommt, freut mich doppelt. Soeben sehe ich zwei Hunde, die als Boten mit der gleichen Meldung losgeschickt wurden. Warte nur, gleich sind sie da, ich komme herunter, und wir küssen uns.«

»So«, sprach der Fuchs, »leb wohl. Ich habe noch einen weiten Weg vor mir.« Und hast du nicht gesehen, nimmt der Fuchs Reißaus. Der Hahn aber lachte höchst vergnügt, hatte er doch dem betrügerischen

Fuchs, der ihn fressen wollte, nicht geglaubt, sondern ihn selbst hereingelegt.

LA FONTAINE[25]

zum Überdenken

*»Misstrauen macht fleißig schauen und hören.«**

JOACHIM ERNST BEHRENDT

Es gibt so etwas, wie eine Missachtung unseres Hörens. Man stelle sich einmal vor, jemand bittet mich um ein Stück Brot. Ich gebe ihm ein Stück. Der andere nimmt es aber nicht an, wirft es weg und bittet mich aufs Neue, ihm doch ein Stück Brot zu geben. Ich gebe ihm wieder ein Stück und alles fängt wieder von vorne an. Er nimmt einfach nicht das an, was ich ihm gebe. In ähnlicher Weise ereignet sich etwas zwischen hörenden Menschen. Jemand fragt einen anderen etwas. Dieser gibt ihm eine Antwort. Er will die Antwort aber nicht hören. Er fragt noch einmal, der andere antwortet und das Spiel fängt wieder von vorne an. Obwohl ich höre, was der andere sagt, höre ich es doch nicht. Es liegt nicht an meinem Hörvermögen, nein, ich will es einfach nicht »so« hören, ich misstraue dem, was er mir sagt. Das Ganze hat dann eigentlich nichts mehr mit »Hören« zu tun, es mutiert zu etwas anderem. Es wird ein »Verhör« daraus. Gegen Ende kommt dann irgendwann der Lügendetektor und ganz am Ende die Folter. Ursache: Vertrauen wird zum Misstrauen. Etwas Grundlegendes in unserem »Hörvorgang« ist verloren gegangen. Wir nennen es das Grundvertrauen, »die« Voraussetzung unserer menschlichen Kommunikation, das Erlebnis von Sicherheit, Geborgenheit, Zuversicht und Zuverlässigkeit.

---

25 J. de LA FONTAINE, Die schönsten Fabeln, eBook

Vertrauen ist das A und O

Ohne dieses Grundvertrauen läuft jegliche Kommunikation aus dem Ruder, anstelle der Wahrheit kommt dann die Lüge, anstelle von Aussagen treten Vermutungen, anstelle des Glaubens entwickelt sich der Zweifel, aus dem Loslassen wird eine Anspannung, aus der Zuversicht eine Vorsicht. Was den Kern dieses Vertrauens angeht, so wird er in einem Bild geradezu greifbar. Ein Kind klettert auf einen Baum und hat Schwierigkeiten beim Abstieg. Dann kommt sein Vater, schaut ihm von unten hoch in seine Augen, breitet seine Arme aus und ruft ihm zu: »Komm spring, ich fange dich auf!« Das Kind hört die Stimme seines Vaters und springt ihm beherzt in die Arme. Diesem Sprung müssen viele Vertrauenserlebnisse vorausgegangen sein. Das Vertrauen zwischen Vater und Kind wirkt dabei wie ein »Brückenstoff«* (Christian Friedrich Hebbel), aus dem man eine Brücke schlagen kann über die Ungewissheit. Das ist Vertrauen pur, etwas, was ich dem anderen einfach schenke, ohne Hintergedanken, ohne Absicherung, nicht rational erklärbar, einfach ein Geschenk aus Liebe. »Der beste Weg herauszufinden, ob man jemandem vertrauen kann, ist ihm zu vertrauen«*, sagt Ernest Hemingway. Vertrauen ist kein Resultat einer rationalen Abwägung, sondern ist gewissermaßen der Stoff, aus dem die Liebe gemacht wird. »Vertrauen ist eine Oase im Herzen, die von der Karawane des Denkens nie erreicht werden kann«, sagt ein Sprichwort. Im so genannten »Hohen Lied der Liebe« (1 KOR 13) heißt es dann auch: »Die Liebe glaubt alles, sie vertraut immer und verliert niemals die Hoffnung«. Ernst Ferstl nennt das Vertrauen »den wichtigsten Baustoff für das Haus der Liebe«.* Vertrauen ist etwas, was sich vermehrt, wenn man es verschenkt, Vertrauen erweckt Vertrauen. Ein Vertrauen, das man dem anderen nicht gibt, kann man auch nicht von ihm erhalten. Dieses Prinzip ist der Garant für eine funktionierende Kommunikation sowohl im zwischenmenschlichen Bereich als auch in allen sozialen Systemen. Ohne Ehrlichkeit – kein Vertrauen, ohne Vertrauen – keine Zusammenarbeit. Vertrauen schafft eine Haltung, die jede Beziehung dauerhaft und beständig macht, womit sie letztlich Geborgenheit schafft. Vertrauen heißt, jemandem etwas zutrauen oder von jemandem etwas zugetraut bekommen. Vertrauen bedeutet, auf jemanden bauen zu können. Vertrauen ermöglicht, sich seiner selbst sicher zu sein, weil ja andere mir etwas zutrauen und an mich und meine Talente glauben. Das führt dazu, dass ich mich ebenfalls achte und dass ich mich annehmen darf auch mit meinen Schwächen. Dies führt wiederum zu Selbstvertrauen. Einem Menschen Vertrauen zu schenken ist allerdings mehr als ein Gefühlsaugenblick, sondern eine ständige Haltung, die ich gewissermaßen hegen und pflegen muss. Dem großen Vertrauen gehen in der Regel viele kleinere »vertrauensbildende Maßnahmen« voraus und es kann nur dort gedeihen und wachsen, wo diese Gegenseitigkeit gespürt wird. Jemand hat einmal gesagt: »Vertrauen und Bodenschätze muss man gewinnen.« Oder: »Vertrauen ist keine Schnittblume, die nachwächst«*,wie es in einem schwedischen Sprichwort heißt. Die Gefahr, dieses hohe Gut des Vertrauens gänzlich zu verlieren, erleben wir gerade in der neuesten Zeit, wo jeder das Recht in Anspruch nimmt, jeden zu jeder Zeit zu allen Anlässen »abzuhören«. Eine gewisse Unschuld in der Annahme, dass wenigstens das Allerprivateste vor Lauschangriffen geschützt sei, ist längst verloren gegangen.

wer Misstrauen sät ...

Zu den »eindimensionalen« Lebenseinstellungen gehört allerdings die weit verbreitete Ansicht, dass nur Vertrauen unser Leben weiterbringt und Misstrauen es immer wieder zurückwerfen will. Hier würde man allerdings wieder nur mit »einem Ohr hinhören«. Unser Leben in Partnerschaft und Gemeinschaft ist immer wieder und nur im Gleichgewicht von Vertrauen und Misstrauen möglich. Beides gehört zum Repertoire des Lebens. Misstrauen hat im Allgemeinen zu schnell immer einen ganz negativen Klang und einen eher abwertenden Beigeschmack, wie etwa: »Das Misstrauen ist wie ein zerbrochener Spiegel, das schönste Gesicht schaut hinein, eine Fratze heraus«*, so Volkmar Frank, oder: »Das Misstrauen ist die Axt am Baum der Liebe«*, bedauert Harald Kriegler. »Misstrauen ist der kürzeste Weg, um Vertrauen zu zerstören«*, warnt ein russisches Sprichwort. Muss das immer so sein? Niemand hört natürlich gerne, dass er in den Augen anderer als »misstrauisch« gilt. Aber gerade um das kostbare Gut des Vertrauens zu erhalten und zu schützen, ist die Fähigkeit des Misstrauens vonnöten. Misstrauen schützt vor Betrug und Unberechenbarkeit. Es stärkt unsere Fähigkeit, kritisch zu denken, »auf dem Boden der Tatsachen zu bleiben«, »zwei und zwei zusammenzählen zu können« nicht »ein ›x‹ für ein ›u‹ zu halten«, argwöhnisch zu bleiben gegen jede Art von Täuschung, übertriebenen Ansprüchen, gegenüber Extremismus und Zwang, Sekten und Ideologien, gegenüber jeder Form von Hinterlist und Heimtücke, gegenüber übertriebener »Freundlichkeit« und Schönfärberei. Was nützt mir mein Vertrauen und meine Geborgenheit, wenn man mir mein Leben, meine Ehre, meine Würde und meine Zuversicht zerstören will? »Man muss der Macht immer misstrauen, in wessen Hand sie auch liegt«,* meint Albert Roderich. Zustimmen kann man auch Erwin Koch, wenn er meint: »Misstraue der Macht der Gewohnheit. Nur wer Ballast abwirft, hat Elan für die Zukunft.«* Wer wollte Ernst Ferstl widersprechen, wenn er warnt: »Freunden, die mich nicht auch mal kritisieren, ist mit größtem Misstrauen zu begegnen.«* Misstrauen ist also ein notwendiger Schutzmechanismus, den ich benötige im Zusammenspiel mit Vertrauen. Es hilft mir im Gleichgewicht, in der Balance zu bleiben. Misstrauen nur um des Misstrauens willen ist Missbrauch, ist töricht und extrem schädlich. Misstrauen wirkt dann wie eine Säure, die das Miteinander in einer Partnerschaft sauber auflösen kann.Wenn ich sage, »wer Misstrauen sät, wird Misstrauen ernten«, so ist dies nur bedingt wahr. Ich muss Misstrauen nicht bewusst »säen«, damit es reichliche Frucht bringt. Misstrauen ist kein »Lebensziel«, sondern ein »Lebensmittel« (eine Schutzmöglichkeit). Ich muss es nur benutzen, wenn es auch notwendig und ratsam ist. Es kann wie ein Gift (Arznei) sein, das ich manchmal brauche, um es dosiert gegen eine Krankheit einzusetzen.

nicht blind vertrauen

»Immer zu misstrauen, ist ein Irrtum, wie immer zu trauen«*, sagt ein russisches Sprichwort. Wenn gelingendes Leben so etwas wie ein kunstvoller Seiltanz ist zwischen den beiden Polen Vertrauen und Misstrauen, so bedeutet das, dass ein solcher Weg nicht immer sicher und gefahrlos sein kann. Ich kann immer abstürzen in die eine oder andere Richtung. Diese Balance ist immer mit einer Risikobereitschaft verbunden, wie überhaupt Leben ohne Risiko nicht möglich ist. »Blindes Vertrauen ist manchmal der Anfang vom Ende. Blindes Misstrauen ist immer das Ende vom Anfang«*, sagt Hubert Joost. Es gilt also ein Gleichgewicht zu halten zwischen Vertrauen und Misstrauen. Häufig neigen wir uns im Leben zu stark nach der einen oder anderen Richtung. Dann gilt es so etwas wie eine Balancierstange (Besonnenheit, Klugheit, Weisheit, Mut) zu benutzen, um gegenzusteuern, um nicht abzustürzen. »Vertraue nicht zu schnell, misstraue nicht zu lange«*, ist dabei eine gute Devise von François de la Rochefoucauld. Manchmal wird Misstrauen gleichgesetzt mit Eifersucht. Eifersucht ist allerdings schon blindes Misstrauen. »Misstrauen hat schärfere Augen als die Eifersucht – Eifersucht macht blind, Misstrauen wachsam«*, gibt Klaus Klages zu bedenken. Johann Wolfgang von Goethe greift offensichtlich auf eine große Lebenserfahrung zurück, wenn er meint: »Misstrauen kommt nie zu früh, aber oft zu spät.«* Oft sagt man, Misstrauen wirke oft gerade zu »beschämend«. Das mag in vielen Situationen vielleicht zutreffen, aber was ist beschämender: seinen Freunden einmal zu misstrauen oder von ihnen schlimm betrogen worden zu sein? Jemand hat einmal mit Fug und Recht gesagt: »Lieber einem Menschen einmal misstrauen als immer jedem Mist trauen.« Auch »Vertrauensärzte« wären ohne Misstrauen arbeitslos.

Erhard Blank rät ab von einem »blinden Vertrauen«. Wer es aber trotzdem tun will, dem rät er wenigstens: »Die Menschen, denen man blind vertrauen möchte, sollte man sich vorher genau ansehen.«* Es bleibt jedoch dabei: Man kann auch einem Menschen trauen ohne »sehend« zu sein. Entweder wir glauben ihm oder nicht. Beides gehört zu den Fähigkeiten des Menschen und kann unser Leben bereichern und erhalten. Misstrauen ohne Vertrauen, Vertrauen ohne Misstrauen kann zum Unglück führen. Vertrauen mit Misstrauen, Hand in Hand, im Gleichgewicht miteinander und immer das Wohlergehen des Menschen im Blick führt zum Glück. »Blindes Vertrauen ist manchmal der Anfang vom Ende. Blindes Misstrauen ist immer das Ende vom Anfang«*, so bringt es Hubert Joost auf den Punkt.

zum Einstimmen

»Der Weg vom Vertrauen zum Misstrauen ist nur ein Seitensprung«*, so der Aphoristiker Ernst Ferstl. Wie recht er hat! Das am Anfang einer Ehe gegebene gegenseitige Vermächtnis: »den anderen zu lieben, zu achten und ihm in guten wie in schlechten Tagen die Treue zu halten« schließt die grundsätzliche unausgesprochene Voraussetzung ein, dem anderen ein ehrliches und festes Vertrauen entgegenzubringen und von ihm auch wieder zurückzubekommen. Und dennoch erfahren viele Frauen und Männer immer wieder oft nach längerer Hinhalte-, Vertuschungs- und Beschwichtigungsphase jene verletzende Nachricht, vom anderen Partner hintergangen, betrogen und gedemütigt worden zu sein, Grund genug, die Partnerschaft für immer beenden zu wollen. Das einmal gesäte Misstrauen wuchert und wuchert und will nicht schweigen. Das absolute Aus für eine Beziehung? Ich denke nicht, wenn beide es schaffen, im künftigen Misstrauen nicht sofort einen Grund für berechtigte Eifersucht zu sehen, sondern eine sich bietende Gelegenheit, gemeinsam nach etwas zu suchen, was die Beziehung zur Zeit stört, was Distanz geschaffen hat, was einem von beiden oder auch beiden fehlt, die Partnerschaft als befriedigend zu erleben. Jeder, der auch nur halbwegs aus ehrlichem Bemühen die negativen Begleiterscheinungen eines so genannten Seitensprungs (Vernachlässigung, Unehrlichkeit und eine Salamitaktik, was die Wahrheit angeht) meidet, wer ehrlich und möglichst am Anfang das offene Gespräch mit seinem Partner, seiner Partnerin sucht und die Gefühle der Verletzung verstehen und glaubhaft um Verzeihung bitten kann, ist dem Ziel einer gemeinsamen Aufarbeitung dieses Fehlverhaltens ein gutes Stück näher. Er hilft dann dem Verletzten, auch ein Stück näher an die Bereitschaft zu gelangen, die man mit dem Wort »verzeihen« umschreibt. Das kann allerdings nicht helfen, wenn es nur halbherzig ausgesprochen und gelebt wird. Dass auf dem schwierigen Weg der Aufarbeitung dieses gravierenden Vertrauensbruches das Ziel eines ehrlichen Verzeihens angestrebt wird, ergibt sich für den gläubigen Menschen aus der klaren christlichen Weisung, dem Nächsten nicht nur »sieben mal, sondern siebzigmal sieben mal« zu verzeihen« MATTH 18,22. Wenn aber verzeihen, dann richtig und glaubhaft: »all meine Sünden warfst Du hinter deinen Rücken!« JES 38.17 Das ist wahrhaft und glaubhaft biblisches Verzeihen: die Verfehlungen des anderen »hinter dem Rücken« zu haben, das heißt: sie unsichtbar zu machen, nach vorne zu schauen und nicht ab und zu noch zur Seite, wo man das Fehlverhalten des anderen für alle Fälle in eine Schublade gepackt hat, die man ab und zu öffnet, um den anderen an seine Schuld, an die Begleichung einer »alten Rechnung« zu erinnern. Verzeihen erfordert zunächst Einsicht und einen ehrlichen Umgang mit den eigenen Schwächen, es braucht persönliche Stärke, menschliche Größe, Mut und die Fähigkeit, wirklich loslassen zu können. Wer das schafft, der hat den ersten, wichtigsten und absolut notwendigen Schritt getan, das schwierige Problem eines Ehebruchs zu einer guten Lösung zu bringen, die dann auch zu einem neuen Aufbruch in der Ehe führen kann. Hierbei ist es natürlich nötig, sich die genauen Gründe, Erlebnisse, Gefühle und Ereignisse , die zur Entfremdung, Kälte und Einsamkeit geführt haben, kritisch anzuschauen und zu überdenken, um dann gangbare Wege zu finden, um Vertrautheit und Nähe wieder spüren und genießen zu können. Vertrauen, das einmal »gebrochen« wurde, kann durchaus wieder aufleben, wenn es von einem gesunden und vor allen Dingen konstruktiven Misstrauen begleitet wird, wenn dieses Misstrauen als notwendiges Korrektiv in der Beziehung, als Ausdruck einer momentanen Beziehungsstörung mit dem jeweiligen Partner betrachtet und auch offen miteinander kommuniziert und nicht heimlich vom Virus der Eifersucht infiziert wird.

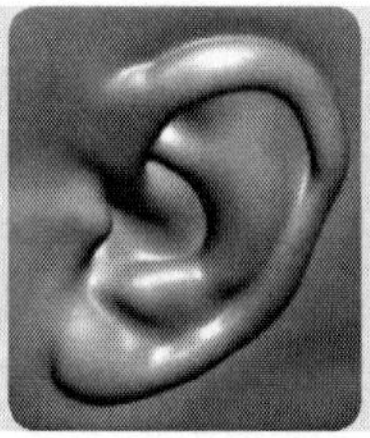

10. »Du hörst das Gras wachsen.«

Ahnung

zum Hören

Empfindsamkeit ist eine Fähigkeit, die sich aus einer liebenden Sorge oder einer sich sorgenden Liebe heraus entwickeln kann. Alle unsere Sinne, darunter im Besonderen unser Gehör, werden daraufhin geschärft und gewissermaßen in Disposition gebracht. Im medientechnischen Zeitalter könnte man von einem »stand by« der Sinne sprechen. Ein eindrucksvolles Beispiel kann ein kleines Gedicht vermitteln, das besonders anschaulich dieses innere Gefühl der geschärften Sinne von Liebenden beschreibt.

Morgens und Abends zu lesen

Der, den ich liebe
Hat mir gesagt
Dass er mich braucht.
Darum
Gebe ich auf mich acht
Sehe auf meinen Weg und
Fürchte von jedem Regentropfen
Dass er mich erschlagen könnte.

BERTOLT BRECHT[26]

[26] B. BRECHT, Morgens und Abends zu lesen, aus: Ders. Gesammelte Werke, Frankfurt 1967

*»Wachet und horchet ihr Einsamen, von der Zukunft her kommen Winde mit heimlichem Flügelschlag, und an feine Ohren ergeh gute Botschaft.«**

FRIEDRICH NIETZSCHE

Der deutsche Aphoristiker Nikolaus Cybinsky stellte einmal fest: »Ich kenne welche, die sind für jeden Lärm taub und hören das Gras wachsen«*, oder »bei denen läuten bereits die Glocken«. Man könnte diese Beobachtung auch noch anders bildlich ausdrücken, wenn wir an die Menschen denken, die manchmal »die Flöhe husten hören«. In allen Fällen handelt es sich wohl um Menschen, die offensichtlich ein »feines Gehör« haben. Sie meiden groben Lärm und »Lautheit«, um diese Fähigkeit nicht zu beeinträchtigen oder gar zu zerstören. Wenn man diese Menschen aber zu einem Ohrenarzt schicken würde, damit er ihre Hörfähigkeit wissenschaftlich empirisch testen soll, würde er wahrscheinlich gegenüber einer vergleichbaren Kontrollgruppe keinen Unterschied feststellen können. Aber vielleicht nur deswegen, weil wir noch keine geeigneten Instrumente besitzen, so etwas wie ein »feines Gehör« überhaupt messen zu können, das Dinge schon hört, wenn sie den meisten Menschen noch verborgen sind. Natürlich gibt es Menschen, die besser, punktgenauer, präziser Töne wahrnehmen und auseinanderhalten können als andere, man spricht bei einigen sogar vom absoluten Gehör. Aber »zwischen den Zeilen zu hören« ist eher eine psychologische Fähigkeit. Menschen, die die Dinge schon sehen, wenn andere sie noch nicht sehen, nennen wir »Seher«, »Hellseher«. Vergleichbar könnte man die Menschen, die Dinge hören, die den anderen noch verborgen sind, »Hellhörer« oder »Klarhörer« nennen, wir nennen sie eher »Propheten«, die Gottes Botschaften hören und sie an unser Gehör weiterleiten.

Die Ohren säubern

Dass es Leute gibt, die das »Gras wachsen hören« und andere nicht, kann man zunächst einfach erklären. Immer wieder trifft man auf Menschen, die sich für bestimmte Dinge auf besondere Art und Weise interessieren. Bei bestimmten Themen sind ihre Ohren hellwach, sie haben bei bestimmten Ereignissen immerschon vor den anderen »die Lunte gerochen«, ihnen »schwant« schon vorher was, sie haben es »sozusagen bereits »im Urin«, sie wittern (»wittern Morgenluft«), argwöhnen und ahnen (»dunkle Ahnung«) sehr rasch und vor allen Dingen »schneller als der Schall«. Zum feinen, präzisen Hören gehört ein waches Interesse, die nötige Eingestimmtheit und Leidenschaft beim Zuhören. Anderen wiederum scheint das Interesse für bestimmte Dinge völlig abhanden gekommen zu sein, sie hören einfach nicht mehr hin, sie haben eh in mancher Hinsicht »Tomaten auf den Ohren«. Das »Gras wachsen hören« ist demnach ziemlich relativ. Manche würden dieses »Wunder« vielleicht auch erleben, ginge ihnen nicht schon beim ersten Hören mancher Reizworte die Ohren zu. Sie bekommen mit der Zeit einen dicken Pfropfen ins Ohr. Wunder wirken könnte eine »Ohrdusche« als ehrliches Bemühen, sich manche Dinge wenigstens einmal etwas ernster anzuhören. Dann könnten sie vielleicht sogar auch einmal mitreden, wann und wo »die Glocken läuten«.

einfühlsam

Man sagt, dass manche Menschen mit ihrem Partner oder ihrer Partnerin so viel Zeit verbringen, dass sie so intensiv miteinander kommunizieren, dass sie bereits wüssten, was der oder die andere sagen will, noch bevor er oder sie den Mund geöffnet hätte. Das klingt vielleicht amüsant und lässt sehr schnell einen eher spöttischen Blick auf das »alte Ehepaar auf der Bank« werfen, wird aber der Erfahrung dahinter nicht gerecht. Auch nicht die spöttisch gemeinte Bemerkung: »Richtig verheiratet ist der Mann erst dann, wenn er jedes Wort versteht, das seine Frau nicht gesagt hat«* (Alfred Hitchcock). Ein »feines Ohr« zu haben ist wesentlich mehr als langjährige, stupide wirkende Gewöhnung. Ein »feines Ohr« hat es mit der Fähigkeit zu tun, die wir »Einfühlung« oder »Empathie« nennen, und damit kann man in einer Beziehung in der Tat das Gras wachsen hören. Das setzt voraus, dass ich einem Menschen sehr achtsam und aufmerksam zuhören kann, dass ich so viel von ihm erfahren kann, was ihn bewegt, was ihn freut, was ihm weh tut, was er sich wünscht oder wovon er träumt. Die Fähigkeit, sich derart in einen Menschen hinein fühlen zu können, fällt einem nicht in den Schoß, sondern ist meist das Ergebnis eines großen Engagements und einer liebenden Hingabe. Dann genügt es bereits, die Hand eines Menschen zu spüren und man hört, was er gerade denkt und fühlt, was er sich demnächst wünscht und ersehnt, bevor er es ausspricht. Menschen, die sich wirklich lieben, machen diese Erfahrung. Wer hat noch nicht die beglückende Erfahrung gemacht, dass jemand einen Wunsch, den ich schon so lange gehegt habe, plötzlich zum Ausdruck bringt oder sogar in die Tat umsetzen kann, wenn jemand mir »in den Augen lesen kann«, was in meinem Herzen vor sich geht, wenn jemand meine inneren Hilferufe hören kann, noch bevor ich sie formulieren konnte, wenn jemand mir Mut macht, einen lang gehegten Herzenswunsch in die Tat umzusetzen, noch bevor ich ihn überhaupt ausgesprochen habe. Es sind wirkliche Glücksmomente, Glücksgefühle. In einem guten Beratungsgespräch kann man nicht selten hören, dass jemand sagt: »Sie verstehen mich gut, Sie verstehen mich noch besser, als ich mich selber verstehen kann.« Das ist »Einfühlungsvermögen«, das steht oft hinter jenem Ausdruck, dass jemand bereits »die Glocken läuten hört«, noch bevor ich sie anschlagen konnte oder wollte.

so eine Ahnung

Häufig ist aber das, was andere schon hören können, gar nicht das, was ich mich schon lange nicht auszusprechen traue, es kann auch etwas sein, was mir völlig fremd ist, was mich total ängstigen und mit Sorgen erfüllen kann, was ich mir nicht im Traum vorstellen kann. Es kann sein, dass ein anderer mir eine

Botschaft verkündet, bei der ich mich nur verwundert fragen muss: »Woher hat er das?« Das, was er sagt, ist so »unerhört«, so »an den Haaren herbeigezogen«, so »aus den Fingern gesogen«, dass ich ihm gerne sagen würde: »Du bist ja verrückt! Ich glaube, Du hörst Stimmen.« In der Tat kann es vorkommen, dass Menschen deshalb »Stimmen hören«, weil sie unter einer »Wahnerkrankung« leiden, aber damit werden wir uns in einem eigenen Kapitel beschäftigen. Und trotzdem muss jemand nicht psychotisch erkrankt sein, um nach wie vor zu behaupten, Dinge tatsächlich gehört zu haben, die ich nicht glauben kann, bei denen es mir lieber wäre, er hätte sich das nur so ausgedacht. Und doch existieren solche Erfahrungen, die wir »Ahnung«, »Vorahnung«, »dunkle Ahnung« nennen oder die den Charakter einer »Weissagung« besitzen. Es gibt Menschen, die hören im Traum von Ereignissen, die sich am nächsten Tag ereignen. Sie haben für manche Dinge geradezu eine »Witterung«. Sie schrecken nachts auf und hören das Rufen ihres Sohnes, der in diesem Moment tausend Kilometer entfernt auf einem Kriegsschauplatz sterbend nach seiner Mutter ruft. Es sind keine »Einzelfälle«. Es muss sich auch nicht immer um Spektakuläres handeln. Es sind häufig Alltagserfahrungen. Ich drehe mich unvermutet um und sehe meine Vermutung bestätigt, dass mich jemand unverwandt anstarrt. Ich höre das Klingeln des Telefons und »weiß« sofort, wer mich anruft und denke: »komisch«, er ist es wirklich. Ich denke an jemand, den ich schon lange nicht mehr gesehen habe und er steht ganz plötzlich vor mir. Es gibt aber auch schwerer wiegende Vorahnungen: jeder dritte Deutsche sagt, solche auch schon gehabt zu haben. Sie sind meistens nicht angenehm und handeln von Krankheit, Tod oder Unglück. Diese Visionen erscheinen oft im Traum, sind undeutlich und noch etwas bruchstückhaft. Parapsychologen beschäftigen sich schon Jahre lang mit diesem höchst rätselhaften Phänomen »Präkognition«. Man nennt es auch Hellsichtigkeit, zweites Gesicht, außersinnliche Wahrnehmung, Wahrtraum. Sie werden von den Betroffenen als »ich-fremd« angesehen und sind ihnen selbst »unheimlich«. Manche Menschen verdanken solchen Visionen sogar ihr Leben wie zum Beispiel der Musiker Frank Adelmann, dessen Frau ihm so lange von ihren Träumen untergehender Schiffe erzählte, dass er eine geplante Fahrt auf der Titanic noch pünktlich absagte, was ihm wahrscheinlich das Leben rettete. Es gibt unzählige vergleichbare Ereignisse. Wir können im Leben manchmal Dinge hören, sehen, riechen und schmecken, bei denen unsere Augen, Ohren und andere Sinnesorgane von keinem messbaren, tatsächlichen Wahrnehmungsreiz stimuliert wurden, aber wir könnten schwören, das oder jenes gerade gesehen, gehört oder gerochen zu haben. Oder unser Wahrnehmungserlebnis kommt vielleicht aus einem »Raum«, aus einer »Welt«, wo es keinen Unterschied mehr gibt zwischen Vergangenem, Gegenwärtigem oder Zukünftigem; Einsichten, die den meisten Vertretern der neuen Quantenphysik nicht mehr fremd erscheinen mögen. Demnach haben Menschen, die bereits »die Flöhe husten gehört haben«, auf Grund ihrer starken geistigen, spirituellen und religiösen Ausrichtung einen ganz besonderen Kontakt mit dieser so genannten »vierten Dimension«, die unabhängig ist von jeglichen Zeitabläufen. Die Vorstellung, dass wir Dinge bereits »sehen«, noch bevor wir sie sehen, dass wir Dinge bereits »hören«, noch bevor wir sie hören, ist außerhalb unserer bisher bekannten physikalischen Welt, außerhalb unserer allgemeinen Denk- und Wahrnehmungsmuster, aber in der Welt der »Quanten« etwas Übliches. »Wir sehen, wie in unseren Tagen, in denen man nicht mehr an den Geist als den Urgrund aller Schöpfung glaubt und darum in bitterer Gottesferne steht, es gerade das Winzigste und Unsichtbare ist, das die Wahrheit wieder aus dem Grabe materialistischen Stoffwahns herausführt und die Türe öffnet in die verlorene und vergessene Welt des Geistes«[27], so Max Planck – genialer Erfinder der modernen Quantenphysik. Solche Phänomene sind zwar noch »unerklärt«, aber grundsätzlich nicht »unerklärbar«. Gerade bei Tieren gibt es bereits eine ganze Menge bewiesener Erkenntnisse, die auf eine gewisse »Vorahnung« bestimmter Ereignisse schließen lassen. Der berühmte Astronom Camille Flammarion (1842-1925)

---

[27] M. BLANCK, zit. nach W. BITTSCHEIDT, Vom Geist des Heilens, Berlin 2010, S. 77

sagte einmal: »Es ist eine unumstößliche Tatsche, dass Träume existieren, die ein zukünftiges Ereignis präzise vorherbestimmen. Sie sind durchaus keine Märchen, und kein Zufall kann ihr Vorkommen erklären. Nichts berechtigt uns anzunehmen, dass die Grenzen unserer Beobachtungsgabe allumfassend sind und dass alle Möglichkeiten der Natur in ihnen eingeschlossen sind.«[28] Sein Berufskollege Pierre-Simon Laplace (1749-1827) formulierte hundert Jahre zuvor einen bis heute sehr modernen wissenschaftlichen Ansatz: »Wir sind so weit entfernt, all die Beweggründe der Natur zu kennen, es wäre unphilosophisch, die Phänomene zu verneinen, bloß weil der gegenwärtige Stand unserer Erkenntnisse sie unerklärt lässt.«* Bevor die Menschen wussten, dass die Erde eine Kugel ist, war die Frage, wohin man vom Rand abstürzt, absolut vernünftig, die Vorstellung, es ginge hinter dem Rand immer weiter, war damals absolut absurd. So sollte die Option ihre Gültigkeit behalten, dass es viele »Dinge zwischen Himmel und Erde« gibt, die wir uns heute noch nicht so richtig vorstellen können, die aber deshalb nicht falsch oder absurd sein müssen.

---

[28] C. FLAMMARION, Rätsel des Seelenlebens, Stuttgart 1919

Unter den Menschen, die die Fähigkeit des »feinen Gehörs« besitzen, Dinge bereits deutlich zu hören, wenn sie sich uns »normal« Hörenden noch nicht erschließen, und die ihre Botschaft deshalb anderen Menschen mitteilen, auch wenn ihnen dabei manchmal Unverständnis, »Taubheit« und oft Widerstand entgegengebracht werden, sind im religiösen Sprachgebrauch die »Propheten«, Männer und Frauen, die für uns Hörende eine Brücke schlagen zu einer Welt des noch »Ungehörten«, um uns zu trösten, zu ermahnen, zu warnen, zu beruhigen oder zu führen. Aber auch hier gibt es für uns keine Sicherheit in der Frage, ob es gut oder schlecht sei, diesen Propheten Glauben zu schenken. »Hütet euch aber vor den falschen Propheten, die in Schafskleidern zu euch kommen, inwendig aber reißende Wölfe sind!« MATTH 7,15 Offensichtlich scheint es nicht einfach zu unterscheiden sein, ob die Propheten letztlich helfen oder schaden werden. Gerade heute angesichts vieler »selbst ernannter Propheten« in der Werbung, in politischen Parteien oder weltanschaulichen Sekten ist diese Frage oft sehr schwer zu beantworten. Was kann uns hier eine Hilfe sei?

- Die Bibel selbst gibt uns nur eine bildhafte Hilfestellung, wenn es heißt: »An ihren Früchten sollt ihr sie erkennen. Sammelt man auch Trauben von Dornen, oder Feigen von Disteln? So bringt jeder gute Baum gute Früchte, der schlechte Baum aber bringt schlechte Früchte. Ein guter Baum kann keine schlechten Früchte bringen, und ein schlechter Baum kann keine guten Früchte bringen. Jeder Baum, der keine gute Frucht bringt, wird abgehauen und ins Feuer geworfen. Darum sollt ihr sie an ihren Früchten erkennen.« MATTH 7, 18-20

- Vorsicht ist sicher immer dann geboten, wenn uns »Propheten« gerne »nach dem Munde reden«, wenn sie uns sprichwörtlich »das Blaue vom Himmel versprechen«, wenn sie die Menschen in einer Art Schwarz-Weiß-

Manier in Gute oder Schlechte (»Naive« oder »Erleuchtete«) einteilen. Menschen sind immer gut und schlecht, »justus et peccator«, »ein Gerechter und ein Sünder zugleich«, wie es schon Martin Luther sagte. Menschen sind, wie der Philosoph Johannes Ell einmal treffend formulierte: ein »stoffgebundener Geist« und zugleich ein »geistbegabter Stoff«.[29]

- Argwohn ist immer dann angesagt, wenn diejenigen, die sich nicht gleich anschließen oder die ihre Meinung ändern möchten, unbarmherzig und selbstgerecht behandelt werden. Misstrauen ist gut bei allem, was in Gestalt und im Gehabe absolutistischer Prägung einherkommt und seine Meinung brutal durchsetzen möchte.

- Ja oder nein? Die Tendenz, nur in »Schwarz oder Weiß«, in Extremen zu denken, ist in einer Sekte üblich. Aussteiger müssen erneut lernen, auch Grautöne und Farben wahrzunehmen, um der Komplexität unseres Daseins gerecht werden zu können.

- Vorsicht ist geboten, wenn eigene Entscheidungen nicht erwünscht sind und unterdrückt werden. Das geschieht häufig in repressiven Organisationen oder bei autoritären Gurus, wo Selbstbestimmung und Entscheidungsfreiheit gezielt gebrochen werden.

- Misstrauen ist immer ratsam bei jedem, der mit Angst, Schuldgefühlen oder mit dem Mittel der Drohung oder der Denunziation arbeitet. Hier hat die römisch-katholische Kirche selber lange Jahre vieles falsch gemacht. Schiefe Sexualmoral und Inquisition sind dabei nur zwei Stichworte.

- Sekten und falsche Propheten benutzen gerne eine

[29] J. ELL, Der Existentialismus in seinem Wesen und Werden, Bonn 1955

Sprache, die für Außenstehende und Uneingeweihte unverständlich ist. Daher kommt es zwischen Sektenmitgliedern und ehemals vertrauten Personen zu erheblichen Kommunikationsstörungen. Diese entstehen vor allem durch die in der Sekte eingesetzte Technik der »Manipulation der Sprache«, die bewirkt, dass Sektenerfahrungen nur in der jeweiligen sektenspezifischen Sprache verbalisiert werden können und somit von Nichtmitgliedern nicht verstanden werden. Der »Aussteiger« ist dann nicht mehr in Kontakt mit der Realität oder den ihn umgebenden Personen. Er ist dann unfähig zu kommunizieren. Auf Außenstehende wirkt er dann wie jemand, der »ganz weit weg, ganz woanders ist«.

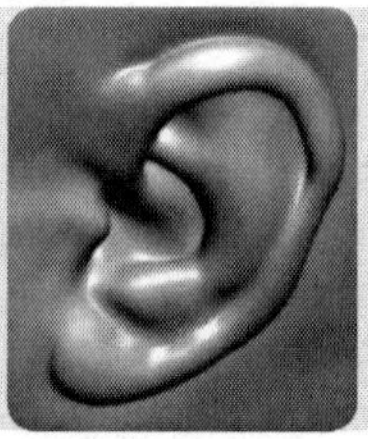

11. »Eine innere Stimme sagt mir.«

Gewissen

zum Hören

Insgesamt sechs regimekritische Flugblätter verfasste und verbreitete die Münchner Widerstandsgruppe »Die Weiße Rose« um Hans und Sophie Scholl, Willi Graf, Alexander Schmorell und Kurt Huber im »Dritten Reich«. Angesichts der Massenmorde an Juden und Polen konnten sie ihr Schweigen nicht mehr länger rechtfertigen. So nahmen sie ihr »gutes Gewissen« in die Hand, um den Schweigenden endlich ein »schlechtes Gewissen« zu machen. »Wir schweigen nicht, wir sind Euer böses Gewissen, die Weiße Rose lässt Euch keine Ruhe.«

> »Man kann sich mit dem Nationalsozialismus geistig nicht auseinandersetzen, weil er ungeistig ist. Es ist falsch, wenn man von einer nationalsozialistischen Weltanschauung spricht, denn wenn es diese gäbe, müsste man versuchen, sie mit geistigen Mitteln zu beweisen oder zu bekämpfen – die Wirklichkeit aber bietet uns ein völlig anderes Bild: Schon in ihrem ersten Keim war diese Bewegung auf den Betrug des Mitmenschen angewiesen, schon damals war sie im Innersten verfault und konnte sich nur durch die stete Lüge retten. Schreibt doch Hitler selbst in einer frühen Auflage »seines« Buches (ein Buch, das in dem übelsten Deutsch geschrieben worden ist, das ich je gelesen habe; dennoch ist es von dem Volke der Dichter und Denker zur Bibel erhoben worden): »Man glaubt nicht, wie man ein Volk betrügen muss, um es zu regieren.«

Wenn sich nun am Anfang dieses Krebsgeschwür des deutschen Volkes noch nicht allzu sehr bemerkbar gemacht hatte, so nur deshalb, weil noch gute Kräfte genug am Werk waren, es zurückzuhalten... Wir bitten, diese Schrift mit möglichst vielen Durchschlägen abzuschreiben und weiter zu verteilen.«

AUSSCHNITT AUS DEM II. FLUGBLATT
»DIE WEISSE ROSE« VON 1942

zum Überdenken

»Achte auf den Rat deines Gewissens!
Wer ist dir treuer als dieses?«

JESUS SIRACH 37,13

«Ich hätte auf mich hören sollen!" ist eine von vielen Klagen, die jeder von uns kennt, schmerzhaft, oft mit Wut verbunden, Wut auf uns selbst, die wir uns von irgendjemanden haben überreden lassen, etwas zu tun oder zu lassen, obwohl eine »innere Stimme« uns davor gewarnt hat. Diese innere Stimme, allgemein auch als »Gewissen« bezeichnet, ist wohl manchmal so leise, dass wir sie gerne überhören, es sei denn, das Gewissen oder genauer gesagt: das »schlechte Gewissen« (was eigentlich ein gutes ist) »schlägt uns bis zum Halse«. Und selbst dann gehen wir manchmal das Risiko ein, uns gegen unser Gewissen zu entscheiden, was in manchen Lebenssituationen kaum mehr gutgemacht werden kann. Wir strafen uns selber, wenn wir manchmal gegen unser »besseres Wissen und Gewissen« handeln. Das Sprichwort spricht es ganz deutlich aus: »Wer nicht hören will, muss fühlen.«

Hör auf dein Gewissen!

Wenn wir von Gewissen sprechen, so meinen wir damit eine für alle Menschen im Prinzip hörbare »innere Stimme«, die uns motiviert, mahnt und hilft, das Richtige im Leben zu tun. Es ist unsere innere Autorität, unsere ethische und moralische Richtschnur, uns im Leben gut zu orientieren. Vinzenz van Gogh bezeichnete das Gewissen als »einen Kompass für den Menschen«*. Es ist mehr als eine einzelne individuelle Stimme, mehr als ein Einzelwissen, im Gewissen drückt sich gewissermaßen das Wissen der ganzen Menschheit aus, es ist ein inneres Wissen um das, was Menschen tun und lassen sollen, ein Wissen, dass wir miteinander teilen. Der Kulturhistoriker Wilhelm Heinrich von Riehl sieht besonders in »den Sprichwörtern« einen Ort, wo »das Gewissen eines ganzen Volkes zu Gericht sitzt«.* Es ist ein »Mit-wissen«, wie es ja auch im lateinischen Wort »con-scientia« deutlich wird, ein Wissen, das ihn auf seinem Weg leitet und dem zu folgen jedem Menschen Achtung und Glück bescheren wird. »Zu dem Besitzer eines Lebensmittelgeschäfts kommt eines Tages ein kleines Mädchen, das weder lesen noch schreiben kann. Es weiß auch nicht, wie teuer die von ihm verlangte Tafel Schokolade ist. So würde es, wenn der Kaufmann es fordert, genau so gut 5 Euro wie 10 Cent dafür bezahlen. Der Kaufmann weiß dies, und er könnte das Kind deshalb leicht ‚übers Ohr hauen'. Soll er es tun oder nicht?«*, fragt eine kleine Geschichte von Michael Wittschier und geht offensichtlich davon aus, dass dieser Kaufmann hoffentlich seinem Gewissen folgen wird und »weiß«, was er zu tun und zu lassen hat. Diese innere Stimme muss allerdings nicht immer eine »leise Stimme sei«, wie Erhard Horst Bellermann beschreibt: »Befehle schreien, Gefühle sprechen, Gewissen flüstern«*. Das Gewissen kann durchaus »laut pochen«, es kann uns »bis zum Halse schlagen«, es kann sich sehr deutlich äußern in lästigen und manchmal schmerzlichen »Gewissensbissen« und kann manchmal »bis zum Himmel schreien«. »Selbst Maulkörbe schützen nicht vor Gewissensbissen«*, sagt Peter Schumacher. Ein »schlechtes« Gewissen ist meist ein gutes (gut funktionierendes) Gewissen. Man sagt, dass das eigene Gewissen der strengste Richter sei. Als »gutes Gewissen« ist es prinzipiell für uns etwas äußerst Zartes und Friedfertiges, Entspannendes. Johann Wolfgang von Goethe drückt es sehr treffend aus: »ganz leise spricht ein Gott in unsrer Brust, ganz leise, ganz vernehmlich, zeigt uns an, was zu ergreifen ist und was zu fliehen«.* Der griechische Dichter Ovid formuliert es so: »Ein gutes Gewissen ist ein sanftes Ruhekissen«* oder wie es in einem englischen Sprichwort heißt: »ein ruhiges Gewissen schläft auch im Donner«.* Wenn einem allerdings das »Gewissen schlägt«, steht etwas ganz Wichtiges im Leben zur Entscheidung an, dann ist »Umkehr« gefragt. So nahm während der Zeit des Nationalsozialismus die berühmte Widerstandsgruppe »Die Weiße Rose« ihr »gutes Gewissen« in die Hand, um den Schweigenden endlich ein »schlechtes Gewissen« zu machen. »Wir schweigen nicht, wir sind Euer böses Gewissen, die Weiße Rose lässt Euch keine Ruhe«.

das irrige Gewissen

Für viele Menschen ist diese innere Stimme unseres Gewissens letztlich »die Stimme Gottes, seine Gegenwart, seine Anwesenheit im Menschen. Sie ist gewissermaßen der »Dolmetscher Gottes«*, so Honoré de Balzac. Und doch gibt es da immer wieder die uns verwirrende Erfahrung, dass diese Stimme einen Menschen vielfach falsch leiten und ihn sogar zu Dingen anstiften kann, die uns objektiv als ein großer Fehler, ja manchmal sogar als ein Verbrechen vorkommen. Lord Byron nennt deshalb das Gewissen »das Orakel Gottes«, also eine zwar deutlich wahrnehmbare aber in vieler Hinsicht verschieden interpretierbare Stimme, die uns manchmal sehr geheimnisvoll bis kryptisch vorkommt und erst entziffert oder dechiffriert werden muss. Jeder Mensch ist dabei absolut frei, seinem Gewissen zu folgen, ganz gleich, wie er diese Stimme für sich verstehen und deuten mag. In der Auffassung aller modernen demokratischen Systeme spielt denn auch die Gewissensfreiheit eine eminent wichtige Rolle. So sagt etwa der deutsche Bundesverfassungsrichter und Staatsrechtler Ernst Wolfgang Böckenförde, dass Gewissensfreiheit »mit Recht als Grundlage der modernen individuellen Freiheitsrechte, ja des modernen Freiheitsgedankens überhaupt angesehen«* wird. Die Würde dieser Gewissensfreiheit endet auch dann nicht, wenn ein Mensch aus einem irrenden Gewissen heraus handelt. Wenn ein Mensch seinem »irrenden Gewissen« folgt, kann er natürlich in seinem Bemühen auf etwas objektiv Falsches stoßen, er kann dabei gegen alle weltlichen und kirchlichen Autoritäten, Gesetze und Gepflogenheiten verstoßen, dennoch kann ihm die Würde nicht abgesprochen werden, dabei die Wahrheit gesucht und angestrebt zu haben. »Das Gewissen, welches nicht böswillig im Irrtum ist, hat dieselben Rechte als das Gewissen, welches nicht im Irrtum ist, denn es ist die größte Sünde, gegen sein Gewissen zu handeln«*, ermahnt uns der französische Philosoph Pierre Bayle, und er steht dabei nicht alleine da; im Kern drückt sich hier auch die christlich theologische Tradition aus, wenn zum Beispiel für keinen Geringeren als den heiligen Thomas von Aquin das Gewissen letztlich das Kriterium schlechthin ist, um Gut und Böse im moralischen Sinne zu bestimmen, selbst wenn eine solche Autonomie des Individuums irrend keine objektiv absolute sein kann. Für ihn bedeutet Moralität ihrem Wesen nach die enge Beziehung des Menschen zu seinem Gewissen, und zwar ausnahmslos, auch bei einem Gehorsamsgelübde. Ein irrendes Gewissen kann also nicht nur die objektive Wahrheit verfehlen, sondern auch im direkten Widerspruch zu einer anerkannten Autorität stehen. Alle Ideologien der Welt zeichnen sich darin aus, das Gewissen der Menschen an die Kette zu legen und die Wahrheit für sich gepachtet zu haben.

das reife Gewissen

Ein altes Sprichwort gibt zu bedenken: »Besser ein Gewissen ohne Wissen, als ein Wissen ohne Gewissen.« Damit ist sicher gemeint, dass ein gut funktionierendes Gewissen nicht an Wissensbildung gekoppelt ist, es gibt Analphabeten, deren Gewissen ganz sicher besser funktioniert als das Gewissen von manchem Geistesgenie. Auf der anderen Seite gibt Manfred Hinrich zu bedenken: »Ein Gewissen ohne Wissen – ein Mensch ohne Kopf.«* Es bleibt also die Einsicht, dass all unser Wissen ja immer nur eine Auswahl, ein »Stückwerk«, ein Bruchstück bleibt, dass es nicht immer unser »besseres Wissen« sein muss und dass es deshalb eine innere Notwendigkeit darstellt, uns ehrlich und redlich Mühe zu geben, unser derzeitiges Wissen immer wieder zu überprüfen, zu vervollkommnen, zu messen an neuen Erkenntnissen, Erlebnissen und

Erfahrungen, die sich uns immer wieder von Zeit zu Zeit erschließen. Sich aus Bequemlichkeit, Arroganz oder aus einer selbst zu verantwortenden Unreife heraus die Augen, Ohren und vor allen Dingen das Herz zu verschließen, kann dazu führen, dass man zwar seinem Gewissen gefolgt ist, man es aber selber verantworten muss, einem unreifen, fehlerhaften und irrendem Gewissen gefolgt zu sein und einem reifen, erwachsenen, gebildeten und mündigen Gewissen keine Chance gegeben zu haben. Keinem Menschen wird man es ankreiden können, einem irrenden Gewissen gefolgt zu sein, das entspricht seiner Würde, es entspricht aber auch seiner Eigenverantwortlichkeit, sich in seinem Leben glaubhaft gemüht zu haben, gut und ausreichend informiert zu sein, sich mit allem ehrlich und redlich auseinandergesetzt und nach seinen Möglichkeiten gelernt und dazugelernt zu haben. Wenn ich aus meiner Gewissensfreiheit heraus zum Beispiel kirchliche Lehrmeinungen bewusst ablehne, dann sollte ich sie wenigstens kennen und mich mit ihnen ehrlich auseinandergesetzt haben.

Man spricht oft von einem »reinen« Gewissen. Damit ist sicher gemeint, sein Gewissen nicht mit feigem, unmoralischem und schlechtem Verhalten zu »beschmutzen« und zu belasten. Sein Gewissen »rein zu halten« bedeutet in diesem Zusammenhang, sich sein Gewissen auch immer wieder weiter entfalten und weiter entwickeln zu lassen, und Interesse zu zeigen für alles, was Menschen menschlicher, freier, gerechter, liebevoller und sozialer werden lässt. Hier ist für unser Gewissen immer wieder ein Umdenken, eine Umkehr erforderlich, will man nicht weiterhin stur, blind oder taub nur einem alten »Trott« folgen, der uns auf Dauer nur Probleme, Schmerzen und Krankheiten beschert. Gehorsam kann sehr heilsam sein, ein so genannter »Kadavergehorsam« aber kann nur heillos enden. »Halte rein dein Gewissen, so hast du die Stütze des Lebens, die dir niemals gebricht; so hast du den Engel des Trostes, der dich niemals verlässt; so hast du die Quelle der Freude, die dir niemals versiegt!«*, gibt der Schweizer Theologe Johann Kaspar Lavater zu bedenken. Ein »unreines Gewissen« wird man sich auch dann erschaffen, wenn man es bewusst aus Eigennutz oder Geldgier verfälscht oder es durch den bewusst einseitigen Umgang mit »gewissenlosen« Vorbildern regelrecht verdirbt oder wenn man es mit Geld bestechen und zum Schweigen bringen will. Ein lateinisches Sprichwort sagt es ganz knapp: »Lucrum in arca – damnum in conscientia« (Geld im Kasten – Schaden im Gewissen). Oder wie Manfred Hinrich sagt: »Manch Konto und manches Gewissen wollen nichts voneinander wissen.«* Auch kann man sein Gewissen manchmal bedrohlich »überdehnen«. Edward Bulwer-Lytton drückte es einmal sehr drastisch aus: »Wie dehnbar ist das Gewissen: Heute kannst du es nicht über einen Maulwurfshügel spannen, morgen bedeckt es einen Berg.«*

zum Einstimmen

Ob man das Gewissen rein psychoanalytisch im »Über-Ich« lokalisieren möchte, also in der Verinnerlichung elterlicher oder gesellschaftlicher Normen oder im Gewissen letztlich die Stimme Gottes erkennen kann, es erhöht entscheidend den Grad seiner Autorität und Verpflichtung. Eine entscheidende Frage wird aber wohl immer ungeklärt bleiben. Wer oder was sagt mir definitiv, was ich tun oder lassen soll? Meine ureigenste »Eingebung« oder das Lehramt der Kirche? Ist es »gewissenlos«, wenn ich einer klaren, unmissverständlichen kirchlichen Anordnung nicht Folge leiste, gerade weil ich mich auf mein Gewissen berufe? 2017 jährt sich zum 500. Mal, dass sich der sehr fromme und sehr gelehrte Augustinermönch Martin Luther vor die Entscheidung gestellt sah, unter Strafandrohung für Leib und Leben seinen reformatorischen Gedanken abzuschwören. Vor dem Reichstag zu Worms fallen seine berühmten Worte: »Wenn ich nicht durch Schriftzeugnisse oder einen klaren Grund widerlegt werde – denn allein dem Papst oder den Konzilien glaube ich nicht; es steht fest, dass sie häufig geirrt und sich auch selbst widersprochen haben –, so bin ich durch die von mir angeführten Schriftworte überwunden. Und da mein Gewissen in den Worten Gottes gefangen ist, kann und will ich nichts widerrufen, weil es gefährlich und unmöglich ist, etwas gegen das Gewissen zu tun. Gott helfe mir. Amen.« Luther beruft sich hier auf die Freiheit des Gewissens, das nicht mehr eine von Gott in die Menschen gelegte handlungsorientierende Instanz ist, sondern ein zutiefst innerseelisches Mitwissen des Menschen mit seinem Tun, das sich an Gottes Wort orientiert, eine Beurteilungsinstanz im Menschen selbst. Die Geschichte der Kirche ist sicher randvoll gefüllt mit Beispielen von Menschen, die in ihrem Leben in freiem Gehorsam zu den Zielen ihrer Kirche Großes und Erstaunliches geleistet haben. Aber eine sicher ebenso große Zahl von Menschen hat es gegeben und sie gibt sie auch noch heute und auch noch morgen, die sich im offenen Ungehorsam zu ihrer Kirche auf ihr christliches, an Gottes Wort orientiertes Gewissen berufen haben, um erstaunliche Dinge zu sagen und zu wagen. Dabei haben sie nicht ihrer Kirche geschadet oder zumindest nicht schaden wollen. Durch den Mut ihres Gewissensentscheides haben sie dazu beigetragen, dass die Kirche immer wieder zu einer lebendigen und notwendigen »Umkehr« fähig wurde und immer noch wird.

Aber kann man jenen Menschen, die im Namen Gottes ihre Sprengstoffgürtel zünden, um sich selbst und Tausende unschuldiger Menschen mit in den Tod zu reißen, die Würde ihrer vollen Gewissensfreiheit zugestehen? Das soll im Namen Gottes, im Namen ihres gläubigen Gewissens geschehen? Einfach unzumutbar eine solche Vorstellung. Und trotzdem bleibt es dabei: Gott alleine wird hier entscheiden, ob diese Menschen eine subjektive Schuld tragen an diesen objektiven Freveltaten, ob sie vielleicht von Hasspredigern völlig verblendet, aus materieller Not handelnd, mit zynisch anmutenden Versprechungen betrogen dennoch glaubten, der Sache Gottes einen Dienst zu erweisen, wenn sie ihr ohnehin verzweifeltes Leben opferten. Der große Respekt vor der Kraft des Gewissens erfordert es, nicht etwas vorschnell zu verurteilen, was sich im Namen eines Gewissens in einem Menschen ereignen kann. Vielleicht tragen wir ja alle mit dem, was wir tun oder nicht tun, ein Stück Verantwortung dafür, dass es immer wieder auf unserer Welt zu solchen extremistischen Handlungen kommen kann.

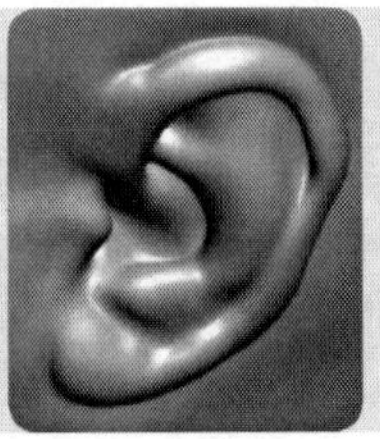

12. »Du gehörst zu mir.«

Verantwortung

zum Hören

Wenn ich mich für jemanden ver-»antwort«-lich fühle, möchte ich ihm eine »Antwort« geben auf eine stille Frage, die er mir stellt. Ich möchte ihm vielleicht sagen: »Ja, du bist wichtig für mich. In meinem Leben ist Raum für dich. Ich spüre Gemeinsamkeit mit Dir. Du kannst dich auf mich verlassen.« Der folgende Text möchte diese Erfahrung zu einer fast vergessenen Wahrheit machen.

> »Adieu«, sagte der Fuchs. »Hier ist mein Geheimnis: es ist ganz einfach: Man sieht nur mit dem Herzen gut. Das Wesentliche ist für die Augen unsichtbar.«
> »Das Wesentliche ist für die Augen unsichtbar«, wiederholte der kleine Prinz, um es sich zu merken.
> »Die Zeit, die du für deine Rose verloren hast, sie macht deine Rose so wichtig.«
> »Die Zeit, die ich für meine Rose verloren habe ...« sagte der kleine Prinz, um es sich zu merken.
> »Die Menschen haben diese Wahrheit vergessen«, sagte der Fuchs. »Aber du darfst sie nicht vergessen. Du bist zeitlebens für das verantwortlich, was du dir vertraut gemacht hast. DU bist für deine Rose verantwortlich ...«
> »Ich bin für meine Rose verantwortlich ...«, wiederholte der kleine Prinz

ANTOINE DE SAINT-EXUPÉRY[30]

[30] A. de SAINT-EXUPÉRY, Der kleine Prinz, Düsseldorf 1981

*»Auf eine Frage gehört eine Verantwortung«**

SPRICHWORT

»Du bist zeitlebens für das verantwortlich, was du dir vertraut gemacht hast«, sagte der Fuchs zu dem kleinen Prinzen«, der sich Gedanken um seine geliebte Rose machte. Der Fuchs, der stets als ein besonders kluges Tier gilt, vertritt im Märchen die große Weisheit unseres Unbewussten, dem wir uns anvertrauen dürfen, wenn wir in unserem Leben Orientierung und Gewissensbildung suchen. Der Fuchs, der es »wissen muss«, sieht also in der Erfahrung des Vertrautwerdens, im Erlebnis der Zweisamkeit, des Dialogs, des »Zu-einem-Gehörens« den eigentlichen, innersten Kern jener Haltung, die wir »Verantwortung« nennen. Das Erlebnis des Hörens schafft ein Gefühl, dazuzugehören. Anhören, Zuhören und Antwort geben, das ist der Stoff, aus dem das Zusammengehörigkeitsgefühl entsteht. Hören verbindet, eint, führt zusammen, lässt zusammenhalten.

Du gehörst zu mir.

Verantwortung tragen kann also für mich eine Möglichkeit sein, auf entgegengebrachtes Vertrauens in angemessener Weise zu reagieren. Vertrauen fordert Verantwortung heraus. Wenn ich für mich akzeptieren und nachvollziehen kann, dass Vertrauen und Verantwortung zusammengehören, kann ich vielleicht auch bei einem anderen Verantwortungsbewusstsein wecken und fördern, indem ich ihm Vertrauen schenke, ihm etwas zutraue und ihm auch einmal etwas anvertraue. Wenn ich in letzter Zeit Menschen begegne, die ich als verantwortungslos erlebe, so möchte ich sie auf der einen Seite nicht entschuldigen oder aus ihrer Eigenverantwortlichkeit befreien, aber auf der anderen Seite muss ich mich immer fragen, ob die Menschen, die ich als verantwortungslos bezeichne, in ihrem Leben viel Vertrauen erhalten haben, ob ihnen viel zugetraut wurde, ob ihnen einmal etwas Entscheidendes anvertraut wurde, um Verantwortung zu lernen? Ich erlebe es immer wieder bei mir selbst, dass ich in Bereichen, in denen ich mir selber wenig zutraue, oder andere mir wenig zutrauen, selber auch weniger Verantwortungsbewusstsein verspüre. In dem Wort Verantwortung steckt das Wort »Antwort«. Verantwortung zu spüren bedeutet in Dialog zu treten. In meiner Antwort klingt die Bereitschaft mit, dass zwischen dem Redenden und dem Hörenden eine Gemeinsamkeit wächst. Meine Antwort möchte ausdrücken: »In meinem Leben ist Platz für Dich. Du interessierst mich. Du kannst Dich auf mich verlassen. Du bist sicher bei mir. Du kannst Dich mir anvertrauen, so wie ich mich Dir anvertraue.« Verantworten und Dazugehören bilden ein Ganzes. Als Jesus gefangen genommen und gefoltert wurde und Petrus sich in der Nähe aufhielt, sagte eine Dienerin des Hohen Priesters zu den Umstehenden: »Der da« – und dabei zeigte sie auf Petrus – » gehört auch zu ihnen!«. Wir wissen, dass Petrus in seiner Schwäche sagte: »Ich kenne diesen Menschen nicht!« MATTH 26, 72 Petrus »gehörte nicht« in diesem Moment zu Jesus. Als ihm dies durch den prophezeiten Hahnenschrei bewusst wurde, »weinte er bitterlich«. Ebd. 75 Dazuzugehören und Verantwortung zu tragen bilden eine Einheit.

Was sich gehört.

Wenn Dinge zu unserem Leben »gehören«, so drückt sich darin eine äußere oder innere Bezogenheit oder ein großer positiver Zusammenhang aus. »Gehören« im Sinne eines »Besitzens« kann es allerdings nur bei Sachen geben, nicht aber bei Personen und anderen Geschöpfen. Menschen dürfen nicht einem Menschen »gehören«, Kinder »gehören« nicht den Eltern, auch Freunde, Partner und Partnerinnen, Liebende und Eheleute »gehören sich nicht«, auch die Schöpfung »gehört« uns nicht, sie ist uns nur anvertraut. Mit Recht stellt der Aphoristiker Walter Ludin fest: »Wir gehören auch nicht den Angehörigen«* oder »auch Menschen, die zu uns gehören, gehören uns nicht«*, wie es Ernst Ferstl formuliert. Walter Fürst sagte einmal: »Auch die Welt ist voller Gedanken, die noch keinem gehören.«* »Gehören«

im Sinne eines Rechts absoluten Besitzens kennen wir nur bei Gott. So heißt es zum Beispiel in einem Sprichwort: »Drei »R´s« gehören Gott allein: Rühmen, Rächen, Richten.«* So sagt etwa der österreichische Aphoristiker Ernst Ferstl: »Wenn die Kirche Gott gehört, dann gehört es sich nicht, dass die Kirche so tut, als ob Gott ihr gehöre.«* Dem ist wohl nicht zu widersprechen. Andererseits steckt in dem Wort »gehören« der Inbegriff einer engen gegenseitigen Bezogenheit trotz augenscheinlicher unterschiedlicher Erscheinungsweisen. Wenn etwas gewissermaßen die Bedingung für etwas anderes ist, sprechen wir auch von »es gehört dazu«, etwa: »Wer A sagt, der muss auch B sagen.« Wenn Du Dir jemanden vertraut machst, dann hast Du auch die Verantwortung für ihn. Allerdings kann dieser Satz auch dazu missbraucht werden, um andere Menschen zu erpressen, sie unter großen seelischen Druck zu setzen. Oder er kann dazu missbraucht werden, um Menschen unter dem Deckmantel der Verantwortung zu bevormunden. »Verantwortung« kann nur in Freiheit vollzogen werden, ansonsten ist es eher Zwang. Verantwortung muss immer freie »Antwort« sein, nicht ein Geständnis unter Zwang.

Wir sagen, Dinge »gehören« zusammen wie Teile zu etwas Ganzem: Tag und Nacht, Anfang und Ende, Leben und Tod, Plus und Minus, Licht und Schatten, Lachen und Weinen, Freud und Leid, Yin und Yang ... usw. Das eine ist nicht ohne das andere zu haben, beides ist auf einander bezogen. So gibt etwa Elmar Teutsch zu bedenken: »Schatten gehören zu unserem Leben, sie zeigen, dass wir im Licht sind.«* »Anormale Leute gehören zur Normalität«*, stellt Walter Ludin fest, »Andersdenkende gehören auch zu den Denkenden«,* bemerkt Ernst Ferstl, »Probleme gehören zu den Menschen wie Rost zum Eisen«*, sagt ein altes Sprichwort. In dem Wort »gehören« fassen wir auch Dinge zusammen, die zwar verschieden auftreten, aber in manchen Situationen eher eng verbunden sein sollten. Brigitte Fuchs sagt zum Beispiel: »Zur Daseinsfreude gehören auch Daseinsfreunde.«* Der Sänger Peter Horton möchte auch für das Scheitern eine Lanze brechen, wenn er sagt: »Zur Weisheit der Wege gehören auch Untergänge.« Geben und Nehmen gehören unbedingt zusammen.« Eine befriedigende Partnerschaft lebt im lebendigen Gleichgewicht von Ich und Du, Nähe und Distanz, Harmonie und Streit, Bindung und Freiheit, Vertrauen und Misstrauen. All dies »gehört« zusammen, in einem guten Gleichgewicht, in einer guten Balance. Es »gehört« einfach zu den guten Manieren, zu den anerkannten Regeln, einen fremden Menschen zu begrüßen, sich für ein Geschenk zu bedanken, einem Hungernden etwas zum Essen, einem Durstigen etwas zum Trinken zu geben, sich um einen Fremden, einen Kranken zu kümmern ... usw. Wer all dies nicht tut, der »gehört« getadelt, angeklagt, bestraft, angezeigt ... usw.

Das gehört sich nicht.

Natürlich gibt es Dinge, die man lieber nicht verbunden hätte und dennoch zusammengefügt hat: so »was »gehört sich nicht" sagt man dann, das ist »unerhört". Wenn sich etwas nicht gehört, so bedeutet dies, dass es nicht »angemessen« ist, dass es sich nicht »geziemt«, dass etwas nicht »angezeigt erscheint«, dass es als »unbotmäßig« und nicht als »gemäß« erscheint. »Gehört sich« und »gehört sich nicht«, beide haben es mit dem Hören zu tun. Warum? Vielleicht weil Hören und Sprechen miteinander zu tun haben: Gesprochenes kann so ungeheuerlich sein, dass es besser ungehört bleibt.

Es gibt eine bei der christlichen Trauung sehr bekannte Maxime, dass der Mensch das, was Gott verbunden hat, nicht trennen möge. Für den Christen gehört sich das nicht. Auf der anderen Seite, so sagte Kurt Tucholsky einmal etwas spöttisch aber dennoch sehr treffend, »Alles ist wahr, auch das Gegenteil.«* Demnach würde der biblische Satz auch umgekehrt gelten, dass nämlich der Mensch das, was Gott getrennt hat, nicht zusammenfügen möge. Wenn er dies trotzdem tut, dann »gehört sich das nicht« oder er »gehört« zu den Menschen, die die Weisung Friedrich von Schillers nicht ernst nehmen, wenn es dort heißt: »Drum prüfe, wer sich ewig bindet, ob sich das

Herz zum Herzen findet!«[31] »Es gehört sich nicht« steht auch für eine Fülle von Verhaltensweisen, die man besser lassen oder unterlassen sollte. Wir kennen alle die vielen Hinweise: Es »gehört sich nicht«, mit vollem Mund zu sprechen, auf jemandem herumzutrampeln, wenn er bereits am Boden liegt, bei Rot über die Ampel zu rasen, zu lügen, zu stehlen, jemanden an den Pranger zu stellen, jemandem »sein Gesicht zu nehmen« ... usw. Dies alles zu beherzigen, »gehört« zum guten Ton. Wer fragt, warum, der hört ein knappes: »Das gehört sich einfach so!« Es »gehört« zum guten Ton. Manche Dinge nicht zu tun, dazu »gehört« schon eine »gehörige« Portion Unverfrorenheit. Wer einfach etwas »Unerhörtes« tut, dem wird man wohl sagen müssen: »Da hört sich doch alles auf!« Manchmal muss man allerdings den Mut haben, das, was sich hinlänglich »so gehört«, auch einmal zu hinterfragen, vor allem, wenn sich dahinter nur noch solche Dinge verbergen, die »man halt tut«, weil gesellschaftliche Zwänge dies so vorschreiben, nur »weil es sich so gehört«. Hier zu hinterfragen, dazu »gehört« Mut. Wenn wir etwas hören, was für uns positiv ist oder »Hand und Fuß hat«, was realistisch und machbar ist, was uns weiterbringt im Leben, dann »hört sich das gut an«.

---

[31] F. v. SCHILLER, Gedicht: Lied von der Glocke.

In jeder Verantwortung steckt ein großes Maß an innerer Beteiligung, an Eigenbewegung und Engagement. Sie ist etwas sehr Persönliches. In der modernen Sprache würde man vielleicht sagen: Verantwortung ist »Chefsache«. »Autorität lässt sich delegieren, Verantwortung nicht«*, sagt ein Sprichwort. »Arbeit lässt sich teilen, Verantwortung nicht«*, fügt Hans-Jürgen Quadbeck-Seger noch hinzu. Verantwortung tragen kann man eigentlich nur »für etwas«, »für jemanden«. Nicht »gegen jemanden« zu sein, ist zu wenig, man muss »für jemanden«, »für etwas« sein. Was würde es schon bedeuten, wenn ich sage: »Ich bin überhaupt nicht gegen Ausländer, Juden, Homosexuelle, Arbeitslose, aber ...« Was »bin« ich, »tue« ich »für sie«? Das wäre Verantwortung. Alles andere führt zu einer »Ohne-Mich-Haltung«, die eines Tages für mich zu einer »Gegen-Mich-Haltung« werden könnte. Der folgende Text aus dem Alten Testament warnt davor. Jotam, der jüngste Sohn des verstorbenen Richters Gideon, wirft in einer gleichnishaften Rede den Bürgern von Sichem vor, durch ihre passive »Ohne-Mich-Haltung« die Gefahr heraufbeschworen zu haben, dass nach dem Tod seines Vaters der skrupellose Bruder Abimelech die Herrschaft über das Land an sich gerissen und das Land in Schrecken versetzt hat.

»Als man das Jotam meldete, stellte er sich auf den Gipfel des Berges Garizim und rief ihnen mit erhobener Stimme zu: Hört auf mich, ihr Bürger von Sichem, damit Gott auf euch hört. Einst machten sich die Bäume auf, um sich einen König zu salben, und sie sagten zum Ölbaum: Sei du unser König! Der Ölbaum sagte zu ihnen: Soll ich mein Fett aufgeben, mit dem man Götter und Menschen ehrt, und hingehen, um über den anderen Bäumen zu schwanken? Da sagten die Bäume zum Feigenbaum: Komm, sei du unser König! Der Feigenbaum sagte zu ihnen: Soll ich meine Süßigkeit aufgeben und meine guten Früchte und hingehen, um über den anderen Bäumen zu schwanken? Da sagten die Bäume zum Weinstock: Komm, sei du unser König! Der Weinstock sagte zu ihnen: Soll ich meinen Most aufgeben, der Götter und Menschen erfreut, und hingehen, um über den anderen Bäumen zu schwanken? Da sagten alle Bäume zum Dornenstrauch: Komm, sei du unser König! Der Dornenstrauch sagte zu den Bäumen: Wollt ihr mich wirklich zu eurem König salben? Kommt, findet Schutz in meinem Schatten! Wenn aber nicht, dann soll vom Dornenstrauch Feuer ausgehen und die Zedern des Libanon fressen.« RICHTER 9, 7-15

Man denkt hier unwillkürlich an einen Spruch des französischen Dichters Antoine de Saint-Exupéry: »Was ich aber am meisten verabscheue, das ist die traurige Rolle des Zuschauers, der unbeteiligt steht oder tut. Man soll mittun und Verantwortung tragen; ein Mensch ohne mittuende Verantwortung zählt nicht«. Er »gehört« in die Kategorie der »rein objektiven Beobachter«.[32]

---

[32] A. de SAINT-EXUPÉRY, Flug nach Arras, Düsseldorf 1966

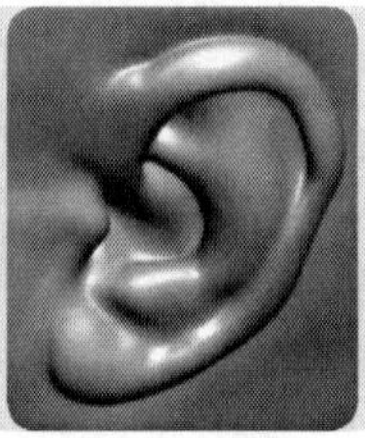

13. »Ich will nichts mehr hören.«

Widerstand

zum Hören

»Ich kann´s nicht mehr hören! Ich will es auch nicht mehr hören!« Hinter dem Protest steht meistens die Unzufriedenheit mit den bisherigen Antworten auf brennende Fragen. Es wird eine Antwort gesucht, die wirklich überzeugen kann.

Zum Lazarus

Lass die heiligen Parolen,
Lass die frommen Hypothesen –
Suche die verdammten Fragen
Ohne Umschweif uns zu lösen.
Warum schleppt sich blutend, elend
Unter Kreuzlast der Gerechte,
Während glücklich als ein Sieger
Trabt auf hohem Ross der Schlechte?
Woran liegt die Schuld? Ist etwa
Unser Herr nicht ganz allmächtig?
Oder treibt er selbst den Unfug?
Ach, das wäre niederträchtig.
Also fragen wir beständig,
Bis man uns mit einer Handvoll
Erde endlich stopft die Mäuler –
Aber ist das eine Antwort?

HEINRICH HEINE[33]

[33] H. HEINE, Werke und Briefe in zehn Bänden, Bd. 2, Berlin 1972

»Auch heute ist meine Klage Widerspruch!«

IJOB 23,2

Zu den Dingen, die im Dienste unseres Lebens stehen, immer, ohne Unterlass, ohne Pause, gehört neben der Atmung, dem Herzschlag, auch unser Gehör. Auch wenn sich unsere Augen bereits geschlossen haben und ausruhen, wachen unsere Ohren, um auch noch während des Schlafes »Wache zu schieben«. Selbst während einer tiefen Hypnose hören unsere Ohren »mit«. Unsere beiden Ohrmuscheln gleichen zwei Radarschüsseln, die sich ständig bemühen, jedes für uns wichtige Signal aus dem großen Raum der Klänge aufzufangen und an unser Gehör weiterzuleiten. Unsere Ohren, die ständig für uns da sind, werden also stark beansprucht, in Dienst genommen und sehr oft auch überstrapaziert, obwohl sie doch als unsere treuesten Sinnesorgane unseren besonderen Schutz nötig hätten. Wir sind offensichtlich nicht besonders gut zu unseren Ohren, wenn wir sagen: »Ich stecke bis über beide Ohren in der Arbeit ... jemand haut mir etwas um die Ohren ... jemand jammert mir die Ohren voll ... jemand liegt mir ständig in den Ohren ... ich schlage mir die Nacht um die Ohren ... schon wieder hat mich jemand übers Ohr gehauen ... mir ist Hören und Sehen vergangen ... mir dröhnen meine Ohren ... ich kann und will es einfach nicht mehr hören ...« usw. Unsere Ohren signalisieren uns offensichtlich deutlich ihre Erschöpfung und fordern uns auf, entsprechende Schutzmaßnahmen zu unternehmen. Ob wir das dann auch immer umsetzen, bleibt sehr häufig fraglich.

Ich habe viel um die Ohren.

Während die meisten Menschen mit Verantwortungsgefühl heute ihren Müll sorgfältig trennen, fühlen sich unsere Ohren oft wie gigantische Mülltonnen, in die man geradezu alles reinwerfen kann was man will, so viel man will und wann man will. An manchen

Tagen hören wir so viel, müssen wir unsere Ohren acht Stunden und länger einer bestimmten Aufgabe zur Verfügung stellen, dass es eine Wohltat ist, nach Feierabend »abzuschalten«, nichts mehr hören zu müssen, auszuruhen, leer zu werden. Aber selbst dann schaufeln wir uns manchmal noch voll mit allerlei Hörmüll, Freizeitlärm oder können nicht umhin, uns darüber hinaus auch noch private Sorgen und Probleme anhören zu müssen. Unsere Ohren werden müde und träge. Es macht keinen Spaß mehr zu hören, wir entwickeln Hörallergien, bekommen »akustische Schwielen« und erleben am Ende womöglich einen so genannten »Hörsturz« oder wir hören schrille und quälende Dauertöne (»Tinnitus«). Unsere Ohren sind schon sehr geplagte, geforderte und oft überforderte Sinnesorgane. Ärzte beobachten eine zunehmende Ohrenschädigung durch Umweltlärm, Arbeitslärm, Verkehrslärm. Besonders junge Leute sind stark gefährdet durch den regelmäßigen und übermäßigen Konsum zu lauter Musik. Dabei ist es nicht nur jene »aufgedrehte« Discomusik, die unsere Ohren immer mehr betäubt. Es ist ja eine fast unauffällige Beschallung zu beobachten: Menschen mit einem Knopf im Ohr, die sich mit abwesendem Blick und entspanntem Gesichtsausdruck unablässig mit Musik berieseln lassen. Ob dies auch so entspannend ist für unsere Ohren? Sind unsere hochempfindlichen Rezeptoren, die Schicht der Haarzellen in unserem Gehörgang geschädigt, so bleiben sie für immer geschädigt. Die Ärzte warnen: Es besteht die Gefahr, auf die Dauer nicht mehr wieder gut zu machende Hörschäden zu bekommen bis hin zur Taubheit. Dennoch stellen sich viele Menschen »taub«, offensichtlich brauchen sie erst schmerzhafte Erfahrungen. Wer sich nicht konsequent genug diesem Trend entgegenstellen kann, dem sei ein Vers von Ulrich Erckenbrecht als Hilfe angeboten: »Ein Rattenfänger aus Köthen war plötzlich in großen Nöten. Die Kinder, ich glaub, sie stellten sich taub. Er fand kein Gehör und ging flöten.«*

Einfach mal abschalten.

Es scheint allerdings nicht nur die Belästigung mit zu lauter Musik zu sein, die permanent hörschädigend auf uns einwirkt.

Es mangelt daran, unserem kostbaren Hörvermögen regelmäßig die nötige Ruhe, Entspannung und Auszeit zu gönnen. Anstatt nach der Arbeit seinen Feierabend damit zu verbringen, weiterhin noch mehr Musik ins »Ohr zu schaufeln«, täte es unseren Ohren vielleicht tausendmal besser, sich bei einem Spaziergang durch die Natur langsam zu entspannen. Wäre es für unsere Ohren nicht besser, einmal wieder leer zu werden, als immer wieder mit allem Möglichen vollgestopft zu werden? »Ich kann es einfach nicht mehr hören!«, klagen wir oft, tun aber nur wenig dafür, diese nervende Geräuschkulisse abzustellen. Wenn mich jemand am Telefon regelmäßig nervt, weil er außer Jammern nichts unternehmen möchte, so kann ich diese »Nervensäge« entweder weiterhin ertragen oder ich spreche einmal ganz deutlich mein Missbehagen aus, nicht an seiner Person, sondern an seiner Art, mit mir zu kommunizieren. Dann könnten folgende Sätze wahrscheinlich weiterhelfen als »geduldiges Leiden«: »Entschuldige, ich kann Dir nicht mehr zuhören, mich nervt es, weil Du über das Jammern nie hinauskommst. Ich werde dann müde und kann Dir dann nicht mehr richtig zuhören, und das möchtest Du doch nicht, oder?« So nehme ich ihn ernst, und fühle mich auch selber ernst. Meine Ohren werden es mir danken. Wer gerne Kuchen isst, der wird sich sicher über Kuchen freuen, aber wird er das auch dann noch, wenn ihm immer und ständig Kuchen vorgesetzt wird? Wir brauchen Vielfalt, wollen wir nicht in der Monotonie ersticken. Unseren Ohren wird es sicher genau so ergehen. Sich mit jemandem entspannt zu unterhalten, das kann unseren Ohren sicher sehr gut tun, aber was empfinden unsere Ohren, wenn wir den ganzen Tag nur »verquatschen«? Sich ab und zu in Ruhe mit etwas anderem zu beschäftigen, einen Spaziergang zu machen, ein Buch zu lesen, sich in Ruhe Bilder anzuschauen sind hier nur wenige Beispiele, unserem Gehör die notwendige Entspannung und Ruhe zu gönnen. Unser Hörvermögen ist unendlich kostbar, es kann nicht nach Belieben überstrapaziert werden, und wir sollten einen Grundsatz von dem griechischen Philosophen Aristoteles sehr ernst nehmen, wenn er seinem Sohn Nikomachos gewissermaßen als Lebensregel mit gibt: » Alles, was in unserem Leben einen Wert hat, kann durch ein Zuviel und ein Zuwenig zerstört werden.«* Die richtige Mitte zu finden, ist eine ständige Herausforderung für uns, für unser seelisches Gleichgewicht, für unsere Balance. Es ist wie bei einem Bogenschützen, der nach dem Schießen seinen Bogen entspannt, damit die Sehne sich wieder zusammenziehen kann, um neue Kraft und Geschmeidigkeit zu gewinnen. Das Erschöpfte muss wieder neue Kraft schöpfen. Die Müdigkeit darf sich zurückziehen in die Erholung, in den Schlaf, der neue Kräfte weckt, um aufs Neue kreativ werden zu können. Dies trifft in hohem Maße auch für unsere Ohren zu. Es wäre zu wünschen, dass am 14. Mai, dem Welttag des Hörens nicht nur ein Informationsboom für Hörgeräte zu verzeichnen ist, sondern dass wirklich ein Stück mehr an Sensibilisierung für unsere Ohren stattfinden kann.

gehorsam sein

Wenn unsere Ohren gewissermaßen Widerstand leisten und sich sträuben, Dinge an zu hören, die uns »einfach quer liegen«, so finden wir in den Begriffen »Gehorsam« oder »Ungehorsam«, die ja ebenfalls mit dem Wort »hören« zu tun haben, etwas Ähnliches. Einem Menschen, einem Befehl, einem Ratschlag nicht zu gehorchen, heißt dann nicht: jemanden nicht zu hören, sondern nicht »auf ihn zu hören«. Ich höre etwas, möchte aber nicht ausführen, was ich gehört habe. Das kann von einer rein äußerlichen, aber auch bis zu einer innerlichen Weigerung reichen. Bei Kindern und Jugendlichen bedeutet dies, sich in den Familienverband einzufügen, ohne sich anzupassen. Eine Erziehung, die allerdings darauf zielt, den Willen des Kindes durch Machtausübung und Manipulation zu brechen, ist reiner Machtmissbrauch und zählt eher zu den Methoden, die man »schwarze Pädagogik« nennt. Dagegen spricht man von einem solidarischen Gehorsam, wenn man sich in die jeweilige Gruppe aus Solidarität einfügt, auch wenn man im Einzelnen nicht selbst von einer Idee oder Handlung überzeugt ist. Überall dort, wo in demokratischen Staatsgebilden legale Gesetze als verpflichtend beschlossen werden, gilt es grundsätzlich, diese auch zu erfüllen. Der einsichtige Gehorsam als eine Art Selbstdisziplin gegenüber anerkannten Verhaltensregeln unterstützt in jeder funktionierenden Gemeinschaft das innere Sozialgefüge. Dabei gibt es allerdings immer wieder Situationen und Lebenskonflikte, die den Einzelnen oder auch eine Gruppe zum jeweiligen Ungehorsam gegenüber den gegebenen Vorschriften aus Gewissensgründen verpflichten können. Freiwilliger Gehorsam geschieht gegenüber Regeln, die als gut anerkannt sind (wie die Menschenrechte, die Zehn Gebote, das jeweilige Gewissen). Sehr problematisch ist der so genannte »vorauseilende Gehorsam«, das Erspüren einer bestimmten Erwartung, das heißt, noch bevor eine Anweisung ausdrücklich formuliert wurde, wird schon »gehorcht«. Ein blinder, nicht lebendiger Gehorsam, auch »Kadavergehorsam« genannt, erfolgt, auch wenn der eigene Verstand wider besseres Wissen und Gewissen dem »sturen Gehorchen« geopfert wird. »Kadavergehorsam« ist ein total starres Verhalten, das absolut nichts Lebendiges mehr verspürt (»Die Partei, die Partei, die hat immer recht ...«.) Leben, gelingendes Leben, braucht Gehorsam, Treue und Vertrauen, lebt aber auch von der Balance zwischen Beständigkeit auf der einen Seite und Fortschritt auf der anderen Seite. Gehorsam und Ungehorsam können also beide den Menschen auf die jeweils sichere Seite bringen. Dort, wo Gehorsam geboten ist, wird es bei einer Missachtung zu Misserfolg und zu Chaos führen. Dort, wo Ungehorsam angezeigt ist, kann es bei einer Missachtung zu Stillstand und Rückschritt führen. Die Geschichte der Menschheit, besonders die Welt der Wissenschaft ist randvoll gefüllt mit Beispielen.

Bei aller Tugendhaftigkeit eines freiwillig geleisteten Gehorsams kann man sich mit Recht fragen, wo wir heute wären, wenn es immer nur Menschen gegeben hätte, die im entscheidenden Augenblick ihres Lebens nicht die Einsicht einer inneren Freiheit verspürt hätten, aus Ungehorsam Dinge zu wagen, die im krassen Gegensatz zur jeweils herrschenden Meinung oder zum jeweiligen Gesetz standen. Wir würden wahrscheinlich immer noch die Welt als eine große Scheibe betrachten, und überhaupt wäre wahrscheinlich alles »beim Alten geblieben«. Es gab Menschen, die für ihren tugendhaften »Ungehorsam« auf dem Scheiterhaufen verbrannt oder gefoltert und erschossen wurden, allerdings gehorsam ihrem eigenen Wissen und Gewissen. Gehorsam gegenüber seiner eigenen klaren Erkenntnis und seinem Gewissen, ungehorsam gegenüber Gesetzen, Regeln und geltenden Ansichten ist häufig in der menschlichen Geschichte die Triebfeder für Fortschritt und Entwicklung gewesen. Der bekannte Verhaltensforscher Konrad Lorenz hat einen zwar humorvollen, trotzdem aber bedenkenswerten Satz formuliert. Auf die Frage, warum er in seinem Alter so erfrischend jung wirke, sagte er: »Die beste Morgengymnastik für einen Forscher ist es, jeden Tag vor dem Frühstück eine Lieblingshypothese über Bord zu werfen.«*

Eine gewisse Respektlosigkeit gegenüber Ansichten, die allzu allwissend, allzu evident und allzu logisch daherkommen, ist oft der Anfang eines berechtigten Zweifels, der in der Folge zu einer offenen Rebellion und zu einem klaren Ungehorsam führen kann, was allerdings der Anfang einer heilsamen Entwicklung sein kann. Auf das innere Alarmsystem gegenüber jeder Form von »Gehorsam« gut hinzuhören kann manchmal bedeuten, dass wir den Stimmen von außen offen Widerstand entgegenbringen, also ungehorsam sein müssen, obwohl der andere es vielleicht sogar gut mit uns meint. Eine interessante Geschichte vom unartigen Geißlein ist ein treffendes Beispiel für den erforderlichen Mut, aber auch für die Belohnung dafür, auch einmal ungehorsam gewesen zu sein. »Sie waren sieben Geißlein und durften überall reinschauen, nur nicht in den Uhrenkasten; das könnte die Uhr verderben, hatte die Mutter gesagt. Es waren sechs artige Geißlein, die wollten überall reinschauen, nur nicht in den Uhrenkasten; das könnte die Uhr verderben, hatte die Mutter gesagt. Es war ein unfolgsames Geißlein, das wollte überall reinschauen, auch in den Uhrenkasten; da hatte es die Uhr verdorben, wie es die Mutter gesagt. Dann kam der böse Wolf. Es waren sechs artige Geißlein, die versteckten sich, als der Wolf kam unterm Tisch, unterm Bett, unterm Sessel, und keines im Uhrenkasten; sie alle fraß der Wolf. Es war ein unartiges Geißlein, das sprang in den Uhrenkasten, es wusste, dass er hohl war; dort hat´s der Wolf nicht gefunden; so ist es am Leben geblieben. Da war Mutter Geiß aber froh.«[34]

»Ich hätte von Anfang an meinem ersten, inneren Gefühl gehorchen sollen«, heißt es oft, tragischerweise erst hinterher, wenn wir mal wieder »gehorsam« waren gegenüber jemandem, der es doch wirklich gut mit uns gemeint hatte. Hier muss man allerdings schon gut hören können, nach innen.

---

[34] F. FÜHMANN, Lob des Ungehorsams, in: H. HALBFASS, Das Menschenhaus, Ein Lesebuch für den Religionsunterricht, Düsseldorf 1972, S. 182

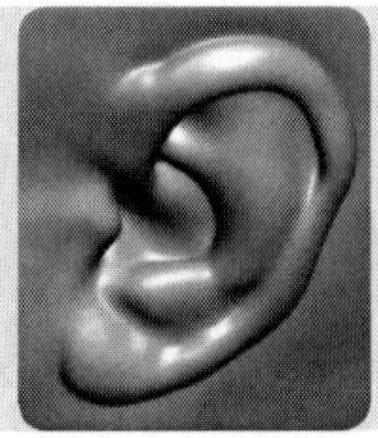

14. »Ich höre Stimmen.«

Wahn

zum Hören

Der folgende Text beschreibt das Gefühl, vom Wahn bedroht zu sein.

Es gibt so bange Zeiten
Es gibt so bange Zeiten,
es gibt so trüben Mut,
wo alles sich von weitem
gespenstisch zeigen tut.
Es schleichen wilde Schrecken
so ängstlich leise her;
und tiefe Nächte decken
die Seele zentnerschwer.
Die sichern Stützen schwanken,
kein Halt der Zuversicht;
die Wirbel der Gedanken
gehorchen dem Willen nicht.
Der Wahnsinn naht und locket
unwiderstehlich hin.
Der Puls des Lebens stocket,
und stumpf ist jeder Sinn.
Wer hat das Kreuz erhoben
zum Schutz für jedes Herz?
Wer wohnt im Himmel droben
und hilft in Angst und Schmerz?
Geh zu dem Wunderstamme,
gib stiller Sehnsucht Raum,
aus ihm geht eine Flamme

und zehrt den schweren Traum.
Ein Engel zieht dich wieder
gerettet auf den Strand,
du schaust voll Freuden nieder
in das gelobte Land.

NOVALIS[35]

zum Überdenken

»Mein Vater, mein Vater, und hörest du nicht,
Was Erlenkönig mir leise verspricht? – Sei ruhig, bleibe ruhig, mein
*Kind! In dürren Blättern säuselt der Wind.«**

JOHANN WOLFGANG VON GOETHE

»Es gibt Menschen, die den eigenen Vogel für die Taube des Heiligen Geistes halten.«* Vielleicht ein lustiges Sprichwort, wenn da nicht der Ernst von Etwas aufleuchten würde, was uns allen Angst macht, die Angst »verrückt« zu werden. Eine Fülle von Schimpfwörtern fallen uns da ein, die unsere Angst beschwichtigen sollen, wie: »Die da hat doch einen Dachschaden«, »der ist doch total neben der Spur«, »Die ist wohl nicht ganz dicht«. Da beklagt sich etwa eine achtzigjährige Frau, dass ihre gesamte Hausgemeinschaft ständig giftige Dämpfe in ihre Wohnung ableitet. Sie höre ganz deutlich Stimmen, die sie warnen würden. Sie hat alle Fenster- und Türritzen abgeklebt, traut sich nicht mehr auf die Straße, fühlt sich ängstlich und bedroht. Ein fünfundzwanzigjähriger Mann erkennt an der Art, wie die Autos vor seinem Wohnblock geparkt werden, kombiniert mit den Zahlen der Nummernschilder, geheime Signale einer fremden, ihn bedrohenden Macht. Auch er hört ganz deutlich Stimmen, die ihm Befehle erteilen.

---

[35] G. SCHULZ, Novalis Werke, München, 3. Aufl. 1987, S. 70-71

eine »verrückte" Welt

Zuerst könnte man an einen Scherz denken, wenn hinter diesen »wirren Sätzen«, hinter diesem »verrückten Zeug« nicht eine ernste Stimme und ein spürbares Gefühl der Angst und der Bedrohung wäre. Was begegnet uns hier? Vom geriatrischen Standpunkt aus gesehen kennt man solche Wahnerlebnisse in der Symptomatik einer Altersverwirrtheit. Vom psychiatrischen Standpunkt aus kennt man sie als ein wichtiges Symptom einer ganzen Gruppe von Geisteserkrankungen, die man fachlich zur paranoid-halluzinatorischen Form der Schizophrenie zählt. Der Kranke erlebt tatsächlich Dinge, er hört für ihn ganz deutlich vernehmbare Stimmen, die aus unserer Sicht »objektiv« nicht vorhanden sind. Er oder sie »halluziniert« – so sagen wir – verhält sich »eigenartig«, er oder sie scheint »verrückt« geworden zu sein. Im täglichen Umgang haben wir für solche Phänomene eine wahre Fülle von Begriffen, die den Kranken sehr verletzen und isolieren: »Der spinnt«, »die dreht am Rad«, »sie hat einen Hau«. Der Biochemiker sieht in dieser Krankheit ein Beispiel für misslingende Informationsverarbeitung im Gehirn auf Grund einer Stoffwechselstörung. Für die Psychoanalyse kann die Krankheit (die Psychose) als Ausbruch einer traumatischen, frühkindlichen Entwicklungsstörung angesehen werden, die durch eine aktuelle Belastungssituation wie zum Beispiel Beziehungsverlust ausgelöst werden kann. Der systemisch arbeitende Psychotherapeut sieht in dieser Krankheit nicht in erster Linie ein individuelles Symptom, sondern das Beispiel einer gestörten, »wahnsinnigen« oder »verrückten« Kommunikationsstruktur einer krankmachenden Beziehung oder einer ganzen Familie. Der kranke Mensch »hält`s im Kopf nicht mehr aus«, er wird »verrückt«, in eine andere Welt »gerückt«, das heißt: er rettet sich (ganz sicher unbewusst) in eine Scheinwelt, um endlich seine Ruhe zu finden. Wenn Menschen ihre schlimme Welt nicht mehr verändern können, dann verändern sie oft die Wahrnehmung von der Welt. Manchmal ist der Rückzug in eine Scheinwelt, in eine Wahnwelt, ein »Ausweg«, sich gegen die reale Welt mit ihrem Dauerstress und Dauerschmerz zu schützen. »Wahn« macht dann »Sinn«, zumindest für den Kranken.

Ich höre Stimmen

Im Mittelpunkt einer »paranoiden Schizophrenie« stehen immer die so genannten »Wahnvorstellungen«. Man bezeichnet den Wahn als eine unkorrigierbare und unbelehrbare Falschbeurteilung unserer Wirklichkeit, an der mit absoluter, subjektiver Gewissheit festgehalten wird. Diese wahnhafte Überzeugung kann von anderen Mitmenschen nicht nachvollzogen werden, weil sie der Wirklichkeit widersprechen. Es sind »Halluzinationen«, Trugwahrnehmungen, denen kein entsprechender Außenreiz zugrunde liegt, die aber dennoch als vollkommen »real« angenommen werden. Etwa 80 % dieser Halluzinationen betreffen den akustischen Bereich. Man hört Stimmen, die man mit keinem Mikrofon erfassen könnte, die durch keinen akustischen Schallreiz hervorgerufen wurden, die aber von den Betroffenen trotzdem als real wahrgenommen werden. Diese Stimmen können dialogischen Charakter haben, können Befehle erteilen oder können kommentierenden Charakter haben. Es können aber auch so genannte »Akoasmen« auftreten, verschiedene, ungestaltete Geräusche wie Klicken, Rauschen, Summen, die einen Gedanken begleiten, ankündigen oder kommentieren können. Gelegentlich kann es auch zu Musikhalluzinationen kommen, mal als »nerventötend«, mal als »überirdisch schön« empfunden. Bekannt sind auch die Erfahrungen des »Stimme-Hörens« bei stark fiebrigen Erkrankungserscheinungen. Wir sprechen auch vom »Fieberwahn«. Es sei nur daran erinnert, wie Johann Wolfgang von Goethe in seinem Gedicht »Erlkönig« dieser Erscheinung ein unvergessliches Denkmal setzte. Zu akustischen Halluzinationen kann es auch unter Drogen und Alkohol kommen. LSD ist dabei ein besonders starkes Halluzinogen. Ebenso verursacht die antriebs- und gedankenbeschleunigende Wirkung von Designerdrogen wie Ecstasy oder Speed solche akustischen Halluzinationen, selbst Haschisch ist nicht generell »harmlos«. Länger andauernder Alkoholmissbrauch (Alkoholpsychose, Alkoholdelirium) kann ebenfalls zu solchem »Stimmenhören« führen. Der Neuropsychologe Erich Kasten hat umfangreiche Untersuchungen zu den akustischen Halluzinationen zusammengetragen und veröffentlicht.[36] Demnach können auch bei physisch und psychisch gesunden Menschen solche akustischen Halluzinationen auftreten zum Beispiel unter Schlafentzug, bei starkem Reizentzug, Reizüberflutung, Isolation, extremer Einsamkeit. Aber nicht nur Menschen mit psychotischer Wahnerkrankung, mit Drogenmissbrauch, starker Fiebererkrankung oder nach einer extremen Reizüberflutung oder Reizentzug hören Stimmen, bei denen wir wissenschaftlich korrekt keine entsprechende Schallfrequenz oder eine Schallamplitude messen könnten. Manche Menschen erleben die Stimmen von vorneherein als Ausdruck ihrer selbst, andere sehen in den Stimmen den Einfluss konkreter, ihnen bekannter oder abstrakter, fremder Menschen oder Mächte. Entsprechend wird auch die Veränderung der Stimmen eher als Spiegel der eigenen Befindlichkeit oder als mehr oder weniger bedrohliche Manipulation erlebt. Allerdings sind alle »Stimmenhörer« davon überzeugt, dass sie wirklich hören. Vermutlich hat jeder sich schon einmal dabei ertappt, mit sich selbst zu sprechen und innere Gedanken laut werden zu lassen. In aller Regel können wir uns korrigieren und Gedachtes von Gehörtem unterscheiden. Hier beginnt das eigentliche Stimmenhören erst. Das Gehirn gibt ein Hören vor. Beim Stimmenhören ist das Sprachzentrum zwar aktiv, die Rückkopplung mit dem Gehör gelingt aber nicht, ein Ausschluss tatsächlichen Hörens ist nicht möglich. Und so wird der innere Dialog neurologisch zu einem »tatsächlichen«. Die eigene Erklärung, wer denn da und warum spricht, ist Teil einer Rekonstruktion, die das Gehirn notwendigerweise braucht, um den Erlebniskreislauf als immanent sinnvoll schließen zu können.

»psychiatrisieren«

Was ist aber mit all den Menschen, die wir nicht und die sich selber nicht als »krank« bezeichnen wollten, die ebenfalls »Stimmen hören«, die man wissenschaftlich nicht messen kann.

---

[36] E. KASTEN, Die irreale Welt in unserem Kopf, München 2008

Menschen, die die Stimme ihres Gewissens hören, nicht laut, aber ganz deutlich, Menschen, die gewissenhaft ihrer inneren Stimme folgen, Menschen, die sowohl in »dunklen« Schlafträumen, als auch in »hellen« Wachträumen ganz deutlich Stimmen hören, die raten, ermutigen, warnen, auf etwas hinweisen oder Anweisungen geben. Alles nur krankhafte Sinnestäuschungen, Halluzinationen, psychotische Züge? Wenn dem so wäre, würden wir unser Leben geradezu »psychiatrisieren«. Zwar ist jede psychotische Erkrankung für den kranken Menschen selbst und oft auch für seine Mitmenschen mit großem Leiden verbunden und sollte mit all unseren medizinischen und psychotherapeutischen Mitteln und Hilfen behandelt werden, es wäre aber fatal, alles, was wir wissenschaftlich nicht erklären können, gleich mit dem Begriff »Wahn« oder »Halluzination« zu belegen. »In unserer zu sehr bewusstseinszentrierten Welt wird imaginäres Erleben leider meist pathologisiert«[37], sagt Michael Schmidt-Degenhard, Professor in Heidelberg und Chefarzt der Klinik für Psychiatrie und Psychotherapie des Florence-Nightingale-Krankenhauses in Düsseldorf. »Eine Psychose ist eine schwere, leidvolle Krankheit, aber sie birgt auch Positives, Kreatives – Wahn ist auch ein Kunstwerk aus Verzweiflung. Diese Seite ignorieren wir, wenn wir im Wahn nur etwas Defizitäres sehen.« Weil wir das immer wieder gerne tun, ist es ganz natürlich zu erklären, dass so viele Menschen eine ungeheure Scheu und eine Scham entwickeln, jemandem offen zu sagen: »Ich habe da eine seltsame Stimme gehört.« Keiner möchte gleich in die Wahnschublade gesteckt werden. Es wirkt geradezu peinlich, wenn jemand bekennt: »Ich habe Stimmen gehört, seltsame Stimmen, geheimnisvolle Stimmen«, die sich den anderen aber nicht ebenfalls so bemerkbar machen können. Früher glaubte man, dass derjenige, der »Stimmen hörte«, entweder verhext oder vom Teufel besessen war, oder aber man war der festen Überzeugung, dass solche »Stimmen« direkt von Gott an den Menschen gerichtet werden können. Ein ganz bekanntes Beispiel ist Jeanne d´Arc, die

---

[37] vgl. J. BÖCKEN, Traumwelten: Wahn und Visionen, 3. Teil, in: Spiegel-Wissen, Heft 4, 2009

ebenfalls »Stimmen hörte«. Mit dreizehn Jahren hatte sie laut Gerichtsprotokoll ihre ersten Visionen. In diesen erschien ihr die heilige Katharina, später kamen der Erzengel Michael und die heilige Margareta hinzu, die ihr deutlich und klare Anweisungen gaben, ja geradezu den Befehl, ein Heer zu führen, um Frankreich von den Engländern zu befreien. Auf der einen Seite wurde sie in zwei kirchlichen Prozessen der teuflischen Ketzerei bezichtigt und auf dem Marktplatz zu Rouen öffentlich verbrannt, auf der anderen Seite wurde das Urteil 24 Jahre später aufgehoben und Jeanne d´Arc wurde zur Märtyrerin erhoben und 1920 von Papst Benedikt XV. heilig gesprochen.

zum Einstimmen

Wie kann ich mich verhalten, wenn ich mit Menschen zusammentreffe, die an einem Wahn (schizophrene Psychose) erkrankt sind, so dass der oder die Kranke mich als hilfreich erlebt?

- Wenn wir mit einem wahnkranken Menschen reden, sollte nicht der Inhalt des Wahns mit seinen Ungereimtheiten und Schrecknissen im Mittelpunkt stehen sondern in erster Linie der Kontakt zu diesem Menschen, der unsere Nähe und unser Gespräch braucht. Dies ist sicher wegen starker Kontaktschwierigkeiten und einem intensiven Distanzbedürfnis des Kranken ganz besonders schwierig. Aber selbst ein Funke echter Zuwendung schafft hier einen guten Anfang.

- Kaum jemand ist mehr in der Lage, den Gesprächskontakt mit uns in einen Machtkampf ausarten zu lassen, als ein Wahnkranker. Zwei Welten prallen hier aufeinander, seine Welt des »Wahns« und unsere Welt der »Realität«. Jeder fühlt sich im Recht. Sehr schnell gleitet das Gespräch dann auf eine Ebene, auf der man klarstellen, debattieren und argumentieren möchte. Mit

Formulierungen wie: »Das kann ich mir nicht vorstellen ... das kann doch nicht sein ... ich glaube, du spinnst ..., das bezweifle ich ..., das ist reine Phantasie ..., das glaube ich nicht ...« geraten wir ganz schnell in Gefahr der Rechthaberei, ein Zustand, der einem guten Gesprächskontakt zuwiderläuft.

- Wenn wir uns vergegenwärtigen, dass sich der Kranke – natürlich unbewusst – in seinem »Wahngebäude« vor der bedrohlichen Realität, die ihn vielleicht empfindlich verletzt hat, schützen kann, wenn also der Wahn für ihn so etwas wie eine »Strategie« wäre, seine Angst zu bewältigen, so würden wir mit der Leugnung »seiner Realität« seine Angst wieder erhöhen. Panik, Aggressivität und Feindseligkeit wäre dann die Folge, was einen Gesprächskontakt bald erstickt.

- Den wahnkranken Menschen in seiner Aussage ernst nehmen bedeutet natürlich, dass wir uns selber auch ernst nehmen. Wir lassen ihm seine Welt und bleiben in unserer Welt. Jeder »besucht« die Welt des anderen. Wir dürfen uns auch nicht von unserem Gesprächspartner in seiner Welt einmauern lassen. Wir brauchen und dürfen um unserer Echtheit willen die Wahnwelt weder groß bestätigen noch verstärken. Dies wäre ein »So-tun-als-ob«, eine unnötige und keineswegs hilfreiche Anbiederei. Kaum etwas ist für einen an einer Psychose Erkrankten wichtiger als der Kontakt zu einem Menschen, der in seiner Persönlichkeit echt, zuverlässig, stimmig, klar abgegrenzt und dennoch in freundlicher Weise offen bleibt. In der Regel akzeptiert ein Wahnkranker unsere Formulierungen wie etwa: »Das, was du sagst, kann ich zwar verstehen, ich habe es allerdings noch nicht erlebt. Ich habe deshalb noch Schwierigkeiten, mir das genau vorzustellen.« Dennoch können wir Interesse zeigen für das, was der andere gerade erlebt, mag es uns auch noch so absonderlich und skurril vorkommen. Dies ist zwar ein schmaler Grat, aber es ist eine mögliche Brücke, die es beiden »Welten« erlaubt, aufeinander zuzugehen und dabei ihr »Gesicht« zu wahren, eine für den mitmenschlichen Umgang lebensnotwendige Voraussetzung. Wenn uns ein Mensch einen Traum erzählt, in dem unwahrscheinliche Dinge passiert sind, dann sagen wir ihm doch auch nicht: »Das kann nicht sein, das stimmt nicht!« Wir nehmen seine Aussagen über Ereignisse als Aussagen über seine Gefühle, seine Stimmungen, seine Ängste und seine Phantasien. In ähnlicher Weise können wir auch den Aussagen eines Wahnkranken mit Interesse zuhören und damit Kontakt stiften.

- Kein Mensch ist an jedem Tag, zu jeder Stunde in gleicher Weise krank. Dies trifft auch auf den Wahnkranken zu. Neben dem aktuellen Wahnerlebnis ist der Kranke in der Regel ein Mensch, der uns auf vielen Gebieten »normal« erscheinen wird, der etwa gewissenhaft seiner Arbeit nachgeht, der oft erstaunliche geistige, kreative und künstlerische Leistungen hervorbringen und in Beziehungen sehr liebenswert und hilfsbereit sein kann. Den Kranken daher möglichst vollständig wahrnehmen!

- Ein Mensch, der nicht handelt, wird nur noch behandelt. Jemand, der sich im Moment nur noch als hilfloses Opfer gegenüber der Außenwelt fühlt, braucht dringend die Gegenerfahrung, dass er auf irgendeine Art auch noch »Täter« seiner Situation ist, er braucht die Einsicht, dass er auch selbst irgendetwas dazu beitragen kann, einen Ausweg aus seiner Situation zu suchen. Es ist also hilfreich, einen wahnkranken Menschen zum Denken darüber einzuladen, was er selbst dazu beitragen kann, seine Angst kleiner werden zu lassen. Er selbst muss sich in seiner Welt zurechtfinden, er selbst muss Schritte gehen, Lösungen suchen. Wir können das nicht für ihn tun. Zu schnell sind wir dann bei Ratschlägen, sein Wahnsystem fallen zu lassen, aber genau das kann er oder will er nicht (oder noch nicht). Wenn sich etwa jemand wahnhaft von der Polizei bedroht fühlt, dann helfen wir ihm nicht, wenn wir ihm klarmachen wollen, dass diese Angst Unsinn sei, dass er doch keine Angst zu haben braucht. Statt dessen können wir ihm zuhören und ihm helfen, selber herauszufinden, was er tun kann, damit die Bedrohung kleiner, die Angst geringer werden kann. »Was genau könnte dir im Moment helfen?« Der / die Kranke ist der »Fachmann«, die »Fachfrau« in seiner / ihrer Welt, nicht wir.

- Wichtig ist stets die Einsicht, dass jemand, der Wahnerlebnisse hat, zwar krank ist, ihm aber die Krankheitseinsicht fehlt. Wenn ein Wahnkranker sich selbst oder seinen Mitmenschen nicht empfindlich schaden kann, dann ist es nicht sinnvoll, ihn zum Nervenarzt zu »zerren« oder gegen seinen Willen einweisen zu lassen. Der Gesetzgeber lässt dies ohnehin so nicht zu. Findet der kranke Mensch selber den Weg zum Neurologen und Psychotherapeuten oder können ihn seine Angehörigen geduldig dazu motivieren, findet er dort die notwendigen medizinischen, psychosozialtherapeutischen und rehabilitativen Hilfen.

- Als Angehörige können wir ihn nicht heilen, aber etwas ganz Entscheidendes für seine Heilung tun: ihn nämlich nicht zusätzlich in die Isolation treiben. Die Krankheit selber ist Isolation genug. Wenn wir den Kontakt nicht abbrechen lassen, können wir etwas von ihm abhalten: Das Ghettodasein, die »Anstalt«, den sozialen Abstieg.

- Uns allen täte es gut, ab und zu an den »ganz normalen alltäglichen Wahnsinn« zu denken oder an die Situationen, in denen wir alle so viel »Verrücktes« tun. »Schizophren« ist ohnehin so manches in unserem Leben.

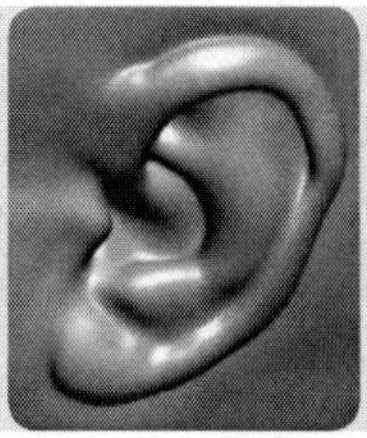

15. »Ich bin dir hörig.«

Abhängigkeit

zum Hören

Das Gefühl, den kleinen Pillen gegenüber »hörig« zu sein, ist eine sehr deprimierende Erfahrung.

KLEINE ROSA TABLETTEN ...
so unschuldig seht ihr aus
seit 4 jahren meine begleiter –
körperliche nebenwirkungen bleiben aus
nur meine seele verkümmert weiter –
ja, ihr habt mir viel genommen
migräne und panikattacken bleiben aus –
aber ihr unterdrückt meine gefühle
und meine wirklichkeit sieht anders aus –
ich will euch nicht mehr nehmen
doch wie komm ich aus der abhängigkeit raus –
will mein leben wieder leben
schmeiß euch aus meinem leben raus –
dies wird nicht ohne hilfe gehen
muss dazu wohl ins krankenhaus –
denn ihr habt – anstatt mir kraft zu geben
immer mehr kraft gezogen aus mir raus –
ich dreh bei kleinigkeiten durch
bin am ende mit mir selbst –
will und kann nicht mehr so leben
aber helfen kann ich mir nicht selbst –
ich leb mein leben durch einen schleier –
stehe selbst oft neben mir
so kann´s einfach nicht weitergehen

will frieden haben in mir – ich muss einen weg nun gehen, der nicht leicht sein wird für mich – ich hoffe, diese kraft zu finden – dass ich – so wie früher – einfach wieder bin
ICH

MARIEL GERBERT[38]

zum Überdenken

»Zuerst nimmt der Mann einen Schluck,
dann nimmt der Schluck einen Schluck,
*zuletzt nimmt der Schluck den Mann.«**

ASIATISCHES SPRICHWORT

»Du hast nur noch Augen, wenn es um Autos geht. Dann bist du unheimlich aufmerksam.« »Du hast nur noch Ohren für deinen Chef, da entgeht dir nichts!« Was sind das für Sätze, die wir so oder ähnlich schon einmal gehört haben? Da gibt es offensichtlich Menschen, die ihre Augen und ihre Ohren nur noch in bestimmten Situationen gebrauchen. Sie haben sich ihr Sehen und ihr Hören von irgendjemandem abkaufen lassen. Dieser Jemand hat nun gewissermaßen die »Exklusivrechte« für ihre Augen und Ohren.

hörig sein

Es sind Menschen, die nur noch das sehen oder hören wollen oder können, was ihnen jemand vorschreibt. Sie sind »abhängig«, sie sind keine »hörende« Menschen mehr, sondern »hörige« Menschen. Sie sind hörig, einem bestimmten Stoff gegenüber

[38] M. GERBERT, Kleine rosa Tabletten: http://www.e-stories.de/gedichte-lesen.phtml?85463

(Alkohol, Tabletten, Drogen, Computer, usw) oder einem geliebten, sexuell attraktiven Menschen, den sie vergöttern, »abgöttisch lieben« und für den sie bereit sind, alles zu ertragen bis hin zur eigenen Zerstörung. Das- oder derjenige, dem sie hörig sind, hat Gewalt über sie. Sie sind gewissermaßen nur noch eine Marionette, ein Hampelmann. Sie hören nur noch das, was das Suchtmittel oder ein geliebter, attraktiver Mensch ihnen sagt und nur das tun sie. Sie hören nicht mehr auf sich selbst, auf ihre innere Stimme, die ihnen immer und immer wieder sagt: »Warum lässt Du dir wieder deine Freiheit nehmen, warum zerstörst du dich selbst? Warum bist du dir selber nicht mehr wichtig? Warum tauschst du deine Freiheit gegen eine erbärmliche und unwürdige Fremdbestimmung?« Zurzeit sind etwa 2,5 Millionen Bundesbürger alkoholabhängig. Jährlich sterben in Deutschland ca. 42 000 Menschen an den direkten oder indirekten Folgen von übermäßigem Alkoholkonsum. Dabei werden die Trinker immer jünger und das Konsummuster viel extremer. Immer mehr Jugendliche betrinken sich exzessiv und enden mit einer Alkoholvergiftung im Krankenhaus. Mit Angeboten wie der »FlateRate« (»Sauf-Pauschale«) und den so genannten »Alkopops« (Mixgetränken) entwickelt sich der Alkoholkonsum schon der 12- bis 17-Jährigen (hier immer mehr Mädchen) zu einem regelrechten »Komatrinken«. Diese Alkopops mit ihrem hohen Alkoholanteil haben leider ein »hippiges«, und »trendiges« Image und werden deshalb trotz des Abgabeverbotes bereits von 12- bis 15-Jährigen entsprechend stark konsumiert. Das »Saufen bis der Arzt kommt«, gilt in manchen jugendlichen Kreisen als »geil« oder »cool«. Das in all diesen Fakten und Beobachtungen schlummernde Gefahrenpotenzial erlaubt die Bemerkung, dass es sich beim Alkohol bereits um eine »Volksdroge« handelt. Die Liste all der Dinge, denen wir hörig und von denen wir abhängig sind, ist lang: Alkohol, Tabletten, Drogen, Sex, Spielsucht, ... usw. Wenn auch nicht jede Abhängigkeit den offiziellen Status einer im versicherungsrechtlichen Sinn behandelbaren Krankheit hat, in der Struktur, der Entwicklung und vielfältigen körperlichen, seelischen und sozialen Schädigung sind sie alle gleich. Man sagt zu Recht, dass alle Suchtmittel uns anfänglich stets als »Kavalier« erscheinen, die uns helfen, Frust abzubauen oder Lust zu gewinnen, sich aber gegen Ende als »Killer« entpuppen.

von der Suche zu Sucht und Siechtum

Am Anfang steht oft Neugierde, das Erlebnis des Rausches, nicht selten die Suche, die Sehnsucht nach etwas, was das Leben »erfüllt«, die Suche nach Lebenssinn, der Wunsch nach der wirklichen Erleichterung und die anfängliche Erfahrung, dass der Suchtgenuss einem tatsächlich »helfen« kann, zumindest kurzfristig der rauen Wirklichkeit zu »entfliehen«. Das Suchtmittel scheint dabei immer mehr das zu »ersetzen«, was viele suchen: Geborgenheit, Ruhe, Sicherheit, Gemeinschaft, Glück und Lebenssinn. Die Sucht- und Abhängigkeitsstruktur wird natürlich auch begünstigt durch einen bestimmten Persönlichkeitshintergrund (Passivität, Unsicherheit, zu hohes Anspruchsniveau und Geltungsbewusstsein, häufig wenig Frustrationstoleranz), durch genetische Disposition, durch chronische Probleme und Dauerstress, durch Sinnverlust, durch eine ungünstige soziale Umwelt (Krieg, Arbeitslosigkeit, Mobbing), durch die »Griffnähe« zum Suchtmittel und durch abhängige, meist familiäre Vorbilder. Gefährdet ist jeder von uns, der ein Suchtmittel über längere Zeit unmäßig und unkontrolliert zu sich nimmt. Je intensiver das Suchtmittel zur Flucht weg vom Unerträglichen oder hin zum Unerreichbaren wird, umso eher kommt es zur Sucht. Unwillkürlich wird die Dosis gesteigert und die Abhängigkeit nimmt zu. Zwangsläufig kommt es zum Kontrollverlust. Der oder die Betreffende kann nicht mehr aufhören und ist bald bereit, sich das Suchtmittel um jeden Preis zu beschaffen. Zu dieser seelischen Abhängigkeit kommt dann noch die körperliche hinzu, das heißt: Beim abrupten Absetzen des Suchtmittels kommt es zu schweren körperlichen Entzugserscheinungen wie: Zittern und Kreislaufprobleme bis hin zum Kollaps und zu Halluzinationen usw. Am Ende der »Suchtkarriere« steht häufig das schleichende Siechtum, der körperliche, seelische und geistige Zerfall (bei Alkohol zum Beispiel »Leberzirrhose« und »Korsakowsyndrom«).

Zu den körperlichen Schäden bei dem Suchtmittel Alkohol, der Volksdroge Nummer eins, zählen: Fettleber, Magenbluten, Herzmuskelschäden, Entzündungen der Bauchspeicheldrüse, Gefäßverkalkung, Zwölffingerdarmgeschwüre, Brechreize und Appetitlosigkeit, Schlafstörung, Sehstörung, Atemnot, Kreislaufprobleme, Hautveränderungen, Abbau von Gehirnzellen, Voralterung, Schwindelgefühle und oft Verletzungen durch Unfälle und Stürze. Dazu kommen seelische Schädigungen wie: Abhängigkeit, Gedächtnisverlust, erhöhte Reizbarkeit und Kränkbarkeit, Kontaktprobleme, aggressives Verhalten, schnelles Explodieren oder Niedergeschlagenheit, Enthemmung, innere und äußere Unruhe, Leistungsabfall, eine eingeschränkte Reaktionsfähigkeit. Natürlich kommen noch soziale Schwierigkeiten hinzu wie: Zerbrechen von Partnerschaften, Ehe und Familie, Verlust des Arbeitsplatzes, Beschaffungs-, und Verkehrskriminalität, Schulden und finanzielle Probleme (persönlich und volkswirtschaftlich), sozialer Abstieg.

Im Trockendock

Wer selber spürt, dass er Probleme mit Alkohol oder einem anderen Suchtmittel hat oder sein Partner, seine Partnerin offensichtlich unter seinem Suchtverhalten leidet, sollte sofort, bevor es zur kritischen Phase der Sucht kommt, eine Selbsthilfegruppe aufsuchen oder fachliche Beratung in Anspruch nehmen, wenn er selber immer wieder daran scheitert, konsequent zu sein. Es gibt kaum eine andere gesundheitliche Gefährdung, die so verniedlicht, bagatellisiert, verleugnet, vertuscht oder verdrängt wird wie der Alkoholismus. Deshalb ist der Anfang jeder Heilung, sich schonungslos der Wahrheit zu stellen, seine Schwäche zuzugeben, offen darüber zu sprechen und aus eigener Motivation heraus selbstverantwortlich die ersten Schritte in Richtung Heilung zu gehen. Jemandem mit Vorwürfen und guten Ratschlägen hinterher zu »therapieren«, der seine Sucht nicht zugibt, ist nicht nur »verlorene Liebesmüh'«, sondern für den Kranken sogar schädlich, weil die Heilung damit nur verschleppt wird. Die Chancen geheilt zu werden, sind in der Regel schon ganz früh am Anfang des problematischen Trinkverhaltens besonders gut oder aber ganz am Ende, wenn jemand bereits »ganz unten« ist. Das Gespräch mit einem alkoholkranken Menschen sollte immer von dessen Nüchternheit abhängig gemacht werden. Ihm in seinem alkoholisierten Zustand Vorwürfe zu machen oder dann immer wieder auf seine Versprechungen hereinzufallen ist nutzlos. Der Alkoholkranke sieht in solchen »Belästigungen« höchstens einen weiteren Grund, sein Trinken zu rechtfertigen nach dem Motto: »Da bleibt einem ja nichts anderes übrig …« Auch der sexuelle Kontakt mit dem alkohol- oder drogenkranken Menschen sollte immer von dessen Nüchternheit abhängig gemacht werden. Körperliche Gewalt sollte dabei nie einfach still hingenommen werden. In besonders tragischen Fällen kann eine Trennung vom Partner die einzige Chance sein, dass er wieder »nüchtern« wird und Hilfe in Anspruch nimmt. Das Alkoholproblem legt sich gewissermaßen wie ein Schleier über das Beziehungsproblem, macht es unkenntlich und damit unlösbar. Würde man das Kommunikationsproblem der beiden Eheleute zuerst lösen wollen, käme man keinen Schritt weiter. Dann würde der Alkoholkranke ganz sicher einen neuen Grund suchen, sein Trinken vor sich selber zu rechtfertigen. Dabei schafft der Alkohol selber wieder neue Probleme. Bevor man ein Beziehungsproblem lösen will, sollte man die bisher üblichen, (vertrauten, gewohnten), aber absolut falschen Lösungswege aufgeben. Ein Schiff, das ein Leck hat, repariert man sinnvoller Weise auch nicht unter Wasser, sondern schafft es ins Trockendock. Erst hier erkennt man den ganzen Schaden und kann ihn dann ungestört beheben. So sollte auch ein Alkoholkranker »trocken« sein, wenn er an die Probleme herangeht, die ihn zum Trinken motivieren. Nur dann sind sie auch lösbar. Dabei kann eine Entziehungskur der erste, eine Eheberatung immer erst der zweite Schritt sein. Wer nur eine Entziehungskur macht, um einer angedrohten Scheidung oder einer Kündigung seitens seines Arbeitgebers zu entgehen, der hat seinen »Rückfall« schon in der Tasche. Nur, wer um seiner selbst willen seine Sucht überwindet und anschließend ein abstinentes Leben beginnt, nur wer die Lücke, die der Alkohol im Leben gefüllt hat, erkannt hat und andere Wege einschlägt, diese zu schließen, wird auf die Dauer »trocken« bleiben.

Der Alkoholkonsum bei Kindern und Jugendlichen wird in der Öffentlichkeit zu wenig reglementiert. Eltern sollten hier versuchen, wesentlich mehr Einfluss auf ihre Kinder zu haben. Bei Haschisch und Cannabis reagieren die Eltern bei Weitem konsequenter. Warum eigentlich? Ein intensives und offenes Gespräch über die Risiken und das Beispiel des eigenen, zurückhaltenden Trinkverhaltens helfen mehr als resignierendes und ohnmächtiges Wegschauen. Was die Gefahr des Alkoholmissbrauchs bei Kindern und Jugendlichen mit Sicherheit verringert, ist immer noch das durchgehende Angebot der Eltern, das Selbstbewusstsein und das Selbstwertgefühl, die Ich-Stärke ihrer Kinder sich entwickeln und entfalten zu helfen, ihnen als Erwachsene feste Bindungs- und Ansprechpartner und »Gefühlsbeantworter« zu bleiben. Der Alkohol wird relativ schnell vom »Kavalier zum Killer«. Zuerst »löst« er einige Probleme, dann aber wird er selbst zum Hauptproblem. Der Himmel auf Erden wird bald zur Hölle. Es ist keine Schande, alkoholkrank zu werden, aber es wäre sicherlich eine Schande, nichts dagegen zu tun.

Eine Hörigkeit, die relativ neu unter uns Menschen grassiert, ist eine Art von Abhängigkeit, die wir besonders bei Kindern und Jugendlichen feststellen müssen, gewissermaßen eine Sucht aus der Steckdose. Eine Mutter kam in die Lebensberatungsstelle und klagte: »Ich mache mir große Sorge um meinen Sohn Pascal. Er ist 15 Jahre alt und verbringt seine ganze Freizeit nur noch am Computer, wo er mit irgendwelchen Leuten im Internet Spiele macht, »zocken« sagt er, manchmal 4 bis 5 Stunden am Tag. Er vernachlässigt die Schule, seine Freunde, bewegt sich kaum, schläft und isst schlecht, ist zunehmend gereizt und aggressiv, wenn wir mit ihm über sein Verhalten sprechen wollen. Er ist mit seinem Computer regelrecht verheiratet. Wohin führt das?« Solche und ähnliche Gespräche kennt die Lebensberatung und die Telefonseelsorge in steigendem Maße. Was Kinder für ihre Entwicklung so notwendig brauchen, was sie glücklich und stark macht und ihre Phantasie beflügelt, nämlich das Spielen, daraus wird durch manche Computeraktivitäten (hier insbesondere »Online-Rollenspiele« wie etwa »World of Warcraft« u. ä.) aber auch durch den exzessiven Kontakt zu sozialen Netzwerken wie facebook & Co. zunehmend ein Suchtpotenzial, das verhaltensauffällig und krank machen kann. Die Klaviatur der Spielkonsolen entwickelt sich zusehends zur Tastatur des Schreckens. Das anregende und spannende Computerspielen (»gaming«), mutiert immer mehr zur Spielsucht (»gambling«). 1,7 Prozent aller deutschen Jugendlichen im Alter von 15 Jahren gelten bereits als computerabhängig, mit all den Faktoren, die eine Sucht ausmachen: zwanghafte Dosissteigerung, das »nicht mehr aufhören können«, Entzugserscheinungen, verbunden mit körperlichen, seelischen und sozialen Störungen und Schäden. Wann wird Spielleidenschaft zur Spielsucht? Worauf sollten Eltern hier achten?

- Besorgniserregend ist hier nicht nur die reine Stundenzahl, die ein Jugendlicher am Computer verbringt, sondern die beinahe Ausschließlichkeit dieser Beschäftigung. Wenn er keine anderen Spiele mehr kennt, sich kaum noch bewegt, die Sonne regelrecht meidet, wenn die reine Beschäftigung mit seiner »virtuellen« Computerwelt die eigentliche Realität immer mehr abdrängt und ausspart, ist Alarm angesagt.

- Entscheidend ist hier die Motivation des Spielens. Fatal ist etwa die Erfahrung, dass Jugendliche das Spielen oft benutzen, die Lösung tatsächlich vorhandener Probleme dadurch zu umgehen, dass sie ersatzweise »virtuelle« Probleme am PC lösen und dabei Lob und Anerkennung erhalten, wenn sie den begehrten nächsthöheren Leistungs-Level erreichen. Währenddessen aber werden die realen Probleme immer gravierender und häufen sich an. Ein Teufelskreis.

- Einem Jugendlichen das Computerspiel, das durchaus auch positive Eigenschaften kennt, grundsätzlich zuzugestehen und ihn gleichzeitig zu anderen Spiel-, Freizeit- und Beschäftigungsaktivitäten anzuregen, zu motivieren und ihm auch helfen sie zu realisieren ist der beste Schritt in Richtung seelischer Balance und Suchtvermeidung.

- Wer sich von Anfang an für das Spielen seiner Kinder interessiert, genau hinschaut und mit ihnen im Gespräch bleibt, kann bedrohlichen Auswüchsen am ehesten entgegenwirken. Das bewahrt auch die Eltern vor dem Eindruck ihrer Kinder, von »Tuten und Blasen« keine Ahnung zu haben, was das notwendige Gespräch von vornherein absurd erscheinen lässt.

- Sehr hilfreich ist es, zusammen mit den Jugendlichen ein festes Zeitkonto für das Spielen einzurichten und verbindliche Konsequenzen bei Nicht-Einhaltung zu vereinbaren, umgekehrt sind Anerkennung und Lob die Belohnung für das entsprechende konsequente Einhalten der vereinbarten »Spielregeln«.

- Deutlicher Leistungsabfall in der Schule, Zunahme emotionaler Gereiztheit, Übermüdung, Mangelernährung, ängstliches, depressiv zurückgezogenes Verhalten können deutliche Alarmzeichen sein, einer weiteren ernsten Suchtentwicklung entgegenzusteuern und höchste Zeit dafür, sich professionelle, ärztliche, psychotherapeutische Hilfe zu holen oder eine Suchtberatungsstelle aufzusuchen, um weitere Schritte zu planen oder sich einer Selbsthilfegruppe anzuschließen.

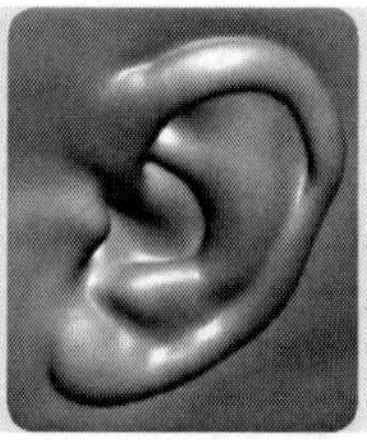

16. »Ich höre mir zu.«

Schweigen

zum Hören

In der Stille sich selbst wieder besser sehen und hören zu lernen, ist die Absicht der folgenden Metaphergeschichte.

Man sieht sich selber

»Zu einem einsamen Mönch kamen eines Tages Besucher. Sie fragten ihn: »Was für einen Sinn siehst Du in Deinem Leben der Stille?«
Der Mönch war gerade damit beschäftigt, Wasser aus einer Zisterne zu schöpfen. Er sprach zu den Besuchern: »Schaut in die Zisterne! Was seht ihr?«
Die Leute blickten in die tiefe Zisterne. »Wir sehen nichts.« Nach einer kurzen Weile forderte der Einsiedler die Leute noch einmal auf: »Schaut in die Zisterne! Was seht ihr?« Die Leute blickten wieder hinunter. »Ja, jetzt sehen wir uns selber!«
Da sagte der Mönch: »Schaut, als ich vorhin Wasser schöpfte, war das Wasser unruhig. Jetzt ist das Wasser ruhig. Das ist die Erfahrung der Stille: Man sieht sich selber!«

UNBEKANNT

*»Stille ist nicht müdes Warten, sondern innerstes Wachsein.«**

HANNA HÜMMER

In der alten, dieses Kapitel einleitenden Geschichte begegnen uns zwei grundlegende »Zustände«. Einmal wird von Bewegung berichtet, es wird Wasser geschöpft, das heißt, der Vorgang des Schöpfens bringt zunächst Unruhe ins Wasser. Auf der anderen Seite erleben wir den Zustand der Ruhe. Die beruhigte Wasseroberfläche dient uns wie ein Spiegel, »uns selber zu erkennen«. Wenn ein chinesisches Sprichwort meint: »Nur im ruhigen Teich spiegelt sich das Licht der Sterne", so erfahren wir auch hier die Spannung dieser beiden Gegensätze: die Stille und Ruhe eines Teiches und die strahlende Bewegtheit des Lichts rotierender Himmelskörper. Ruhe und Bewegung zusammen schaffen für uns ein Erlebnis: glänzendes Sternenlicht im Spiegel eines Teiches. Ruhe und Bewegung, Beharren und Fortschreiten in der Balance. Wenn wir an einem Fluss entlanggehen und auf das Wasser schauen, werden wir im Laufe der Zeit beobachten, dass die Fließgeschwindigkeit sehr unterschiedlich sein kann. Mal sprudelt und gluckert das Wasser vor sich hin, mal fließt es im gleichen Rhythmus, mal kommt es zu Stromschnellen und das Wasser reißt alles mit sich, ein andermal haben wir den Eindruck, dass es stehen geblieben ist, wenn es in einen See hineinfließt. Fließen, das bedeutet für den Fluss Leben, in den ruhigen Phasen kann sich dann all das, was der Fluss mit sich transportiert hat, in Ruhe wieder setzen, das Wasser kann »sich klären«. Diese Balance zwischen Bewegung und Ruhe ist wie der bekannte Gegensatz zwischen Reden und Schweigen, Bewegung und Ruhe, zwischen laut und leise, Lärm und Stille.

Schweigen hilft Hören

Jeder von uns kennt die Situation: Da redet jemand mit uns, schon seit einer Stunde, »ohne Punkt und Komma«, »an einem

Stück«, »ohne Luft zu holen«, und höflich wie wir sind, hören wir zu, hören und hören und ... ja hören wir denn überhaupt noch? Sind unsere Ohren nicht schon lange zu? Es geht nichts mehr. Unsere Ohren leiden, jeder weitere Satz tut weh. Wie wohltuend ist es dann, wenn der andere plötzlich seinen Redefluss abbremst und schweigt. Eine Wohltat für unsere Ohren, eine willkommene Ruhepause, sich langsam wieder zu entspannen. Erfrischend solch ein Schweigen. Hinterher lässt es sich wieder viel besser zuhören und aufmerksam sein. Schweigen ist eine Möglichkeit, inne zu halten, das Gehörte in Ruhe verarbeiten zu können, unserem Gehör Entspannung und Erfrischung zu verschaffen. Dabei bedeutet Schweigen keineswegs: Sprachlosigkeit. Schweigen kann sehr »beredt« sein. Schweigen kann Unsicherheit, Scham, Unwissenheit und das Gefühl signalisieren, überrascht oder überrumpelt worden zu sein. Es kann aber auch stehen für Überlegenheit, Respekt, Hochachtung und Anerkennung (»ich bin einfach sprachlos«). Das Schweigen kann meinem Gesprächspartner sehr überzeugend »sagen«: »Ich denke über das nach, was Du mir gesagt hast! Ich bin im Moment sehr betroffen. Mich beschäftigt das, was du mir gerade gesagt hast. Ich bin im Moment »sprachlos«, mir macht das Angst, was du gesagt hast usw«*. Nach Gilbert Keith Chesterton kann »Schweigen sogar die unerträglichste Erwiderung sein«. Schweigen kann nach Claudia Brefeld »die scharfzüngigste Sprache sein«*. Schweigende können uns regelrecht in Rage bringen, sie provozieren unsere Phantasie und wir wollen uns einfach nicht mehr vorstellen, was er oder sie im Moment wirklich denkt. Er oder sie solle doch endlich den Mund aufmachen. Schweigen kann also nicht nur wohltuend, kreativ und erfrischend sein, sondern kann das Zuhören auch mühsam machen, wenn unser Gegenüber sich jedes Wort nur »aus der Nase ziehen lässt«, sein Schweigen kann eisig, bestrafend, bedrückend und deprimierend machen. Und dennoch gibt es viele Situationen während eines Gesprächs, wo ein Schweigen wohltuende und kreative Ruhe und Besinnung in einen Redefluss hineinbringt, der sonst wie eine Stromschnelle alles mit sich reißen könnte. Schweigen kann dazu führen, sich auch selbst einmal wieder richtig zuzuhören, sich entscheidende

Fragen zu stellen, das Gehörte wirklich auch zu verarbeiten und nach Lösungen suchen zu können. Auf eine dumme, dreiste und unverschämte Frage lieber zu schweigen als zu debattieren kann eine schwierige Situation wesentlich schneller, effizienter und nachhaltiger lösen. Schweigen kann nachdenklich, manches besser bewusst und »hellhörig« machen.

In der Ruhe liegt die Kraft.

Schweigen zur falschen Zeit, Schweigen als Waffe eingesetzt, auch alle Versuche, Menschen »zum Schweigen zu bringen« führen zu Stress, Anstrengung und Ärger. Schweigen sollte eher die Voraussetzung sein, Ruhe in das Auf und Ab menschlicher Kommunikation zu bringen, Zeit zur Verfügung zu stellen, das Gehörte auch zu »verdauen« und »Früchte bringen« zu lassen. Ruhe bewirkt Ordnung, Klärung, lässt aufatmen und durchatmen. Sie stellt sich aber nicht gleich ein, wenn nur die akustischen Reize verstummen. Ruhe finden wir nur, wenn auch unsere Gedanken und unsere Wünsche schweigen, wenn wir Entspannung zulassen, wenn wir bereit sind, loszulassen. Für manche Menschen bedeutet Loslassen, sich total fallen zu lassen. Das kann sogar das Eintauchen in einen Musikrausch sein oder der Anblick eines tosenden Wasserfalls. Sie finden nur in diesem Rausch ihre Ruhe. Erhard Blank hat also recht, wenn er meint: »Ruhe ist nicht immer gleich Stille. Viele suchen ihre Ruhe im größten Getöse.«* Laotse war davon überzeugt, dass nur »Wunschlosigkeit zur inneren Ruhe führen kann.«* Ein jüdisches Sprichwort gibt ihm recht, wenn es dort heißt: »Wer dem großen Glück nachläuft, entläuft der Ruhe.«* In dieser Ruhe kann ich mir selbst begegnen, kann ich meiner gewahr werden oder, wie Prentice Mulford formulierte: »Die Kultur der Ruhe steigert auch die Geistesgegenwart.«* Laotse meint: »Die tiefe Ruhe ist die Bewegung in sich selbst.«* In dieser Ruhe ist endlich Gelegenheit, dass sich all das, was unsere Seele erschüttert hat, gewissermaßen setzen, klären und reinigen kann. Der heilige Basilius der Große meint: »Ruhe ist für die Seele der Anfang der Reinigung.«* Es ist die Ruhe wie im Zentrum, im Auge eines

Tornados. Hier können wir uns immer zurückziehen, wenn wir uns vor etwas fürchten, was wie eine Bedrohung vor uns liegt. Es ist für uns die »Ruhe vor dem Sturm.« Was würde mit unseren Ohren passieren, wenn sie nicht ab und zu die Chance bekämen, ihre Ruhe zu haben. Deshalb kann man es geradezu als tragisch bezeichnen, wenn die Lyrikerin Damaris Wieser feststellt: »Die meist überhörteste Bitte: Lass mich in Ruhe!«* Hanno Mayregger bringt es auf den Punkt: »Es ist um einiges leichter, Unruhe als Ruhe zu verbreiten.«*

Das schönste Geräusch ist die Stille.

Wenn Schweigen die Ruhe fördert, dann fördert die Ruhe etwas, das wir Stille nennen. Ich kann auch die Stille hören, sie ist allerdings sehr leise, aber ich höre sie. Nur in der Stille hören wir uns, hören wir uns zu. »Suche die Welt der Stille, um dich zu finden«*, sagt Engelbert Schinkel. Stille ist weit mehr als Schweigen und Ruhe, Stille ist wie ein Raum, in dem wir in Kontakt treten können mit der Welt des Unterbewussten, mit der Welt des Unsagbaren, Übernatürlichen, Grenzenlosen, mit der Welt des Göttlichen. Die Gehörschnecke in ihrer Spirale ist eine kosmische Form, Zeichen für das Endlose, eine Wellenbahn ins Grenzenlose, Schwingen, Auflösen, Überschreiten. Im Gehörgang ist gewissermaßen das Tor zur Ewigkeit. In der alttestamentlichen Gottesbegegnung des Propheten Elias wird Gott in der Stille erlebt: »Der Herr antwortete: Komm heraus und stell dich auf den Berg vor den Herrn! Da zog der Herr vorüber: Ein starker, heftiger Sturm, der die Berge zerriss und die Felsen zerbrach, ging dem Herrn voraus. Doch der Herr war nicht im Sturm. Nach dem Sturm kam ein Erdbeben. Doch der Herr war nicht im Erdbeben. Nach dem Beben kam ein Feuer. Doch der Herr war nicht im Feuer. Nach dem Feuer kam ein sanftes, leises Säuseln. Als Elias es hörte, hüllte er sein Gesicht in den Mantel, trat hinaus ...«1 KÖNIGE 19,11-13. In der Stille können wir den Atem Gottes spüren. Wir können unsere Ohren nach innen richten, um die Stimme unseres Herzens zu hören, die Stimme unserer Wünsche, unserer Träume und unserer Sehnsucht. »Stille zieht Gedanken an, Lärm verjagt sie«*, so

Ernst Ferstl. Unser inneres Ohr fühlt keine Schallwellen, sondern Gedanken, Stimmungen, Einsichten. Unser inneres Ohr nimmt Kontakt auf mit der Quelle unserer Kreativität, der Quelle und dem Ziel unseres Lebens und empfängt Ideen, Weisungen und die innere Stimme unseres Gewissens. Gerlinde Nyncke spricht davon, dass »die Stille der Nacht für uns Probleme lösen kann.«* Thomas Carlyle ist davon überzeugt: » Aus der Stille werden die wahrhaft großen Dinge geboren«*, oder wie Friedrich Nietzsche es formuliert: »Der Weg zu allem Großen geht durch die Stille.«* Die wohl schönste Umschreibung von Stille stammt von dem österreichischen Schriftsteller und Musiker Peter Horton: »Stille ist der Klangfaden, aus dem das Prachtgewand des Universums gewoben ist.«* Aber leider kann man dem Einwand von Ernst Ferstl kaum widersprechen, wenn er meint: »Immer mehr kennen das Schweigen und die Stille nur noch vom Hörensagen.«*

Den Wert der Stille kann man am eindrucksvollsten im Geschehen einer gelingenden Kommunikation unter Eheleuten und Lebenspartnern erleben. Viele Partnerschaften müssen scheitern, wenn die Partner sich nicht mehr viel zu sagen haben, wenn sie nur noch nebeneinanderher leben und nicht mehr das Gespräch miteinander suchen. Aber sicher scheitern eben so viele Partnerschaften deshalb, weil in ihnen zu viel geredet und »totgequatscht« wird. Was hier ganz entscheidend fehlt, ist die notwendige Balance zwischen Reden und Schweigen. Ein sicher gewöhnungsbedürftiges aber mit Sicherheit sehr wirksames Therapiekonzept wird in der Partnerberatung oft angeboten. Das Paar nimmt sich etwa alle vierzehn Tage zehn Minuten Zeit, um gemeinsam über ihre Beziehung nachzudenken. Jeder hat dafür fünf Minuten Zeit zur Verfügung, in denen er seinem Partner/seiner Partnerin folgende drei Dinge sagt. Sagen Sie Ihrem Partner zunächst einmal etwas Positives, sagen sie ihm zum Beispiel, was alles in den letzten vierzehn Tagen gut war, was geklappt hat. »In den letzten Tagen hat mir das und das an Dir gut gefallen. Da und da hast Du mir eine Freude gemacht, da war ich stolz auf Dich, das und das fand ich richtig gut. Hier hast Du Dir Mühe gegeben usw.« Das fällt uns manchmal schwer! Sagen sie ihm oder ihr dann etwas Negatives. Wenn Sie ehrlich sind, finden sie immer etwas, was Ihnen nicht so gefallen hat. »Das und das hat mir weh getan, das hat mich sehr enttäuscht, das und das hat mir gar nicht gefallen, das hat mich traurig gemacht, das hat mich geärgert ... usw.« Zum Schluss sagen Sie ihm noch einen kleinen Wunsch für die nächsten vierzehn Tage: »Ich habe einen kleinen Wunsch an Dich. Könnten wir z.B. in der kommenden Woche vielleicht einmal das oder das ausprobieren (einen Spaziergang, einen Bummel, ins Kino gehen, ein Glas Rotwein miteinander trinken).« Oder: »Hättest Du nicht auch Lust, einmal das oder das zu versuchen (einmal nicht so laut zu schreien, ab und zu einmal die Kinder zu loben).« Oder: »vielleicht könntest Du mir einmal den Rücken kraulen (so wie früher)« Irgendeinen kleinen Wunsch, keine Forderung! Alles soll nur 5 Minuten dauern. Das Gegenüber hört dabei nur zu, gibt keinerlei Kommentare ab. Sie glauben gar nicht, wie schön es ist, einmal sein Herz auszuschütten, ohne unterbrochen zu werden, nach dem Motto: »Stimmt doch gar nicht!« »Stimmt wohl!« Wenn ihr Partner danach auch Gelegenheit hatte, sich über diese drei Dinge auszutauschen, verpflichten sich beide, mindestens zwei Tage und zwei Nächte über diese Aussprache zu schweigen, »das Ganze« zu überschlafen, in die Stille zu gehen, alles zu verdauen und erst dann wieder über das zu sprechen, was einen dabei bewegt hat. Zuhören, was der Partner/die Partnerin sagt, darüber nachdenken, im Stillen bedenken, selbst die geeigneten Schlüsse daraus ziehen. Nach diesen zwei Tagen und zwei Nächten kann man dann über all die Dinge miteinander sprechen, die man nicht verstanden hat. Es wird sicher nicht mehr viel übrig bleiben. Eine gute Übung, die von Mal zu Mal größere Nähe schafft, weil immer weniger Fehler passieren, weil damit das Zuhören und das Verständnis gefördert werden. Wenn man es regelmäßig macht, wenn es gewissermaßen zu einem wohlvertrauten Ritual wird, dann braucht man sich auch nicht mehr über uralte Probleme der Vergangenheit zu streiten, deren Verfallsdatum längst schon überschritten ist. Wenn es stimmt, dass eine gelungene Partnerschaft wie ein spannendes Abenteuer sein kann, dann möchte man Christa Schyboll zustimmen, wenn sie uns rät: »Wenn du hungrig nach Erfahrung bist, dann werde still und höre, wie die Erfahrung deiner eigenen Stille dich in ungeahnte innere Abenteuer führt.«*

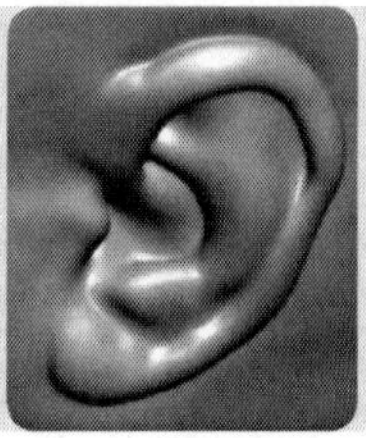

17. »Ich höre auf.«

Ende

zum Hören

»Aufhören« bedeutet das Ende, offensichtlich ein Zustand ohne die Welt des Hörens. »Der Tod ist stumm« heißt es in einem spanischen Sprichwort.

Nie möchte ich aufhören

Nie möchte ich aufhören zu träumen,
von schneebedeckten Bäumen,
von grüner Hügelschaft,
über der die Sonne lacht.

Nie möchte ich aufhören zu träumen,
vom Wasserfall am Berg,
von Rindern auf der Weide,
von Raupen, die spinnen Seide.

Nie möchte ich aufhören zu träumen,
von Tieren der Savanne,
von Vögeln hoch in der Luft,
von Fledermäusen in tiefer Höhlengruft.

Nie möchte ich aufhören zu träumen,
von dieser Welt, deren Natur mir doch so gut gefällt.

LIVINA[39]

[39] LIVINA, Nie möchte ich aufhören, Gedicht: www.schreibwerkstatt.de

*»Ich höre, also bin ich.«**

JOACHIM ERNST BEHRENDT

Auf einem seiner vielen Spaziergänge durch den »Jardin des Plantes« in Paris begegnete Rainer Maria Rilke am 6. November 1902 einem gefangenen Panther, der hinter Gitterstäben der Öffentlichkeit vorgestellt wurde. Diese nachdenkliche Begegnung mit einer gequälten Kreatur hat einen tiefen Eindruck auf Rilke gemacht. Er schrieb darüber eines seiner schönsten Gedichte. Er wollte sich mit diesem und anderen Gedichten zum Sprecher all der »stummen Dinge« machen oder zum Sprecher all jener Kreaturen, die man in Gefangenschaft entfremdet und zu »Dingen« herabgewürdigt hat. Rilke beschreibt die äußere und innere Gefangenschaft dieses Tieres in der Darstellung seines Blicks, seines Gangs und seines Auges. Jede Zeile atmet in der Beschreibung dieses einzelnen Tieres auf metaphorische Weise das Erleben aller Lebewesen, die sich in der Passivität ihrer Abhängigkeit gefangen und ihres Selbstbewusstseins und ihrer potenziellen Lebenskraft beraubt fühlen. In ihrer eigentlichen Lebensfunktion existieren sie nicht mehr. Die fortwährenden Zwänge führen in eine tote Leere.

Der Panther[40]

Sein Blick ist vom Vorübergehn der Stäbe
so müd geworden, dass er nichts mehr hält.
Ihm ist, als ob es tausend Stäbe gäbe
und hinter tausend Stäben keine Welt.

[40] R. M. RILKE, Der Panther, in: T. ECHTERMEYER, Deutsche Gedichte von den Anfängen bis zur Gegenwart, Düsseldorf 1960

Der weiche Gang geschmeidig starker Schritte,
der sich im allerkleinsten Kreise dreht,
ist wie ein Tanz von Kraft um eine Mitte,
in der betäubt ein großer Wille steht.

Nur manchmal schiebt der Vorhang der Pupille
sich lautlos auf –. Dann geht ein Bild hinein,
geht durch der Glieder angespannte Stille –
und hört im Herzen auf zu sein.

Die von Rilke so ungeheuer dicht nachempfundene Hoffnungslosigkeit ist hier interessanterweise mit vier Worten ausgedrückt, die alle dem Bedeutungsraum des Nicht-Hörens entstammen, nämlich: »betäubt«, »lautlos«, »Stille« und »auf-hören«. Wir spüren hier, wie wichtig der Vorgang des Hörens für die Vorstellung des Lebens, für den Raum der Hoffnung ist. Nicht von ungefähr drückt sich das Ende von allem als Hörlosigkeit aus, genauer gesagt in dem Wort: »auf-hören« (»und hört im Herzen auf zu sein«) – das bedeutet: das Ende. In diesem Wort »aufhören« hören wir auch die Bedeutung: zu Ende gehen, nicht mehr weitermachen, stoppen, anhalten, etwas abblasen, enden. Wenn wir etwas hören oder sehen, was uns überhaupt nicht gefällt, dann kann es vorkommen, dass wir unsere Empörung ausdrücken mit dem Satz: »Da hört sich doch alles auf!« Offensichtlich will man sich nicht mehr von dieser Sache ärgern lassen, man will seine Ruhe haben. Spätestens hier taucht unmittelbar die positive Bedeutung von »aufhören« auf. Wenn etwas aufhört, uns zu schaden, dann soll es getrost zu Ende gehen. Denn nur dann haben wir die Chance, auch wieder mit etwas Neuem anzufangen. Aufhören und Anfangen sind die beiden miteinander zusammenhängenden Gegensätze, die in der Balance unseres Lebens miteinander agieren. Grundsätzlich ist es schon ein heilsamer und tröstlicher Gedanke, dass alles Schwere in unserem Leben, das wir auf uns nehmen müssen, im Prinzip dem Grundgesetz unterliegt:

»was anfängt, kann aufhören«

Alles, was wir anfangen, kann auch wieder zu Ende gehen, und wenn etwas zu Ende geht, ergibt sich die Chance, wieder neu anzufangen, zumindest im Prinzip, wenn wir auch deutlich die Zeichen oder die Anzeichen eines Wechsels spüren und umsetzen. Dieser Wechsel von Anfangen und Aufhören und umgekehrt kann man sehr anschaulich und sinnenhaft an einem bekannten Naturspektakel bewundern, in einer Tropfsteinhöhle. Zuerst müssen unterirdische Flüsse ganze Gebirge auswaschen, aushöhlen. Es muss Platz geschaffen werden für kreativ Neues. Regenwasser dringt dann wieder von oben in die Höhle ein, verdunstet und lässt dabei mit unendlicher Geduld phantastische Gebilde entstehen. Es kann wieder etwas anfangen. Zuerst muss also eine »Leere« entstehen, in die hinein eine »Fülle« wachsen kann. Das »Leer-Sein« und das »Erfüllt-Werden« bilden so ein kreatives Ganzes. Es ist wie ein Stein gewordenes Gleichnis für unser Leben. Denn auch hier kann nur etwas Neues entstehen, wenn Altes endlich beiseitegeräumt wurde, wenn etwas aufhörte. Auch hier können nur Ende und Neuanfang, Lebenskrise und Lebenschance, Trauer und Glück den »Tropfstein unseres Lebens« wachsen lassen. Wie oft kann für uns eine Welt untergehen und schon sehen wir am Horizont die Geburt einer neuen Hoffnung. Es stimmt also: »Steter Tropfen höhlt den Stein.« Aber auch das Gegenteil ist wahr: »Steter Tropfen lässt neue Steine wachsen.« Das Aushöhlen, das Auswaschen hört einmal auf und verwandelt sich in etwas Gegenteiliges: Es wird aufgebaut, es wächst etwas heran. Beides zusammen macht unser Leben so spannend. Beides sollte sich die Waage halten. Christian Friedrich Hebbel plädiert dafür, beides zu berücksichtigen, wenn er bemerkte: »Der Jugend wird oft der Vorwurf gemacht, sie glaube immer, dass die Welt mit ihr erst anfange. Wahr. Aber das Alter glaubt noch öfter, dass mit ihm die Welt aufhöre. Was ist schlimmer?"* Auch in Situationen, die wir besonders schlimm und tragisch empfinden, wenn zum Beispiel eine Partnerschaft jäh zu Ende geht, sollten wir daran denken, wie unwürdig, unmenschlich und grausam Menschen miteinander umgehen können, wenn einer die Partnerschaft nicht mehr ertragen kann. Wie tröstlich wirkt es dann, wenn beide Partner nach einer solchen Trennung aufhören, den anderen zu demütigen oder zu verunglimpfen. Dies fällt oft sehr schwer, sagt auch der Philosoph Klaus Klages: »Aller Anfang ist schwer, vor allem, wenn man aufhören will.«*

Aufhören!

Man sagt, dass wir in der Auseinandersetzung mit »Festhalten« und »Loslassen« eher Schwierigkeiten hätten, Dinge auch wieder loszulassen. Wir halten vielleicht unbewusst sogar an Krankheiten fest, weil wir nicht bereit sind, ungesunde Verhaltens- oder Lebensweisen aufzugeben. Dann, so sagt Walter Ludin, »Wer nicht aufhören will, muss weitermachen.«* Weitermachen mit etwas, das einen schädigt, krank oder unglücklich macht. Es gibt viele Bereiche in unserem Leben, wo dieses »Aufhören!« der Anfang einer guten Zukunft wäre. Wir wissen, wie schwer die Vorstellung realisiert werden kann, wenigstens im 21. Jahrhundert mit kriegerischen, tödlichen Konfliktstrategien zu brechen. Stanley Baldwin muss man beipflichten, wenn er sagt: »Der Krieg würde aufhören, wenn die Toten zurückkehren könnten.«* Auch Maxim Gorki drückte diese Resignation deutlich aus in dem Satz: »Wann werden wir aufhören, zu töten und abzuschlachten?«* In der momentanen nie enden wollenden Abhöraffäre der NSA sagte einmal ein dänischer Umweltschützer den bemerkenswerten Satz: »Die Amerikaner sollten aufhören, Lügen über Europa zu verbreiten, dann werden wir aufhören, die Wahrheit über Amerika zu sagen!«* In vielen Dingen werden wir einmal reumütig eingestehen müssen: »Wir hätten viel früher damit aufhören müssen, »später« zu sagen«. Was das Auseinandertriften von Arm und Reich angeht, was den bedrohlichen Klimawandel betrifft oder die Zerstörung unserer Privatsphäre, so geschieht dennoch nichts Einschneidendes, obwohl in all diesen Fällen alle Anzeichen bereits schon lange im roten Bereich liegen. Wie lange noch? Der amerikanische Physiker Austin O´Malley sagte einmal einen Satz, der metaphorisch auf alles ein kritisches Licht wirft, was die Zeichen der Zeit einfach missachtet. Er sagte: »Bei der Schafschur und bei Steuern sollte man aufhören, sobald die Haut erreicht ist.«*

Es gibt freilich Dinge in unserem Leben, bei denen sollte es einfach ein Gebot geben, nie aufhören zu dürfen. So sagt zum Beispiel Ignaz Anton Demeter: »Die größten Meister sind diejenigen, die nie aufhören, Schüler zu sein."* Ein jüdischer Rabbinerspruch drückt Ähnliches aus: »Du brauchst das Werk nicht zu vollenden, aber du darfst nie aufhören, es zu versuchen."* Anke Maggauer-Kirsche gibt allen Menschen, die in ehrlicher Absicht nach einer Antwort auf ihre Lebensfragen suchen, zu bedenken: »Wer nach einer Antwort sucht, wird vielleicht nicht mehr aufhören können zu fragen."* Wenn wir im Jahr 2017 zum fünfhundertsten Mal an die Kirchenspaltung in Deutschland denken und uns gleichzeitig bewusst machen, wie müde und halbherzig der Gedanke an eine gelebte Ökumene geworden ist, dann könnte man mit Martin Luther selbst ausrufen: »Bitte, rufet, schreiet, suchet, klopfet, poltert! Und das muss man für und für treiben ohne Aufhören."*

Unser Leben ist wie ein Seiltanz, eine kunstvolle Balance zwischen immer wieder neuen sich scheinbar widersprechenden aber unbedingt zusammengehörigen Gegensätzen. So spielt sich unser Leben in vielen Bezügen ab zwischen »Anfangen« und »Aufhören«. Alles hat im Laufe unseres Lebens seine ganz bestimmte Zeit, etwas zu beginnen und mit etwas aufzuhören. Ein alttestamentlicher Text ist hier ein anschauliches Beispiel:

> »Alles hat seine Stunde. Für jedes Geschehen unter dem Himmel gibt es eine bestimmte Zeit: eine Zeit zum Gebären / und eine Zeit zum Sterben, / eine Zeit zum Pflanzen / und eine Zeit zum Abernten der Pflanzen, / eine Zeit zum Niederreißen / und eine Zeit zum Bauen, eine Zeit zum Weinen / und eine Zeit zum Lachen, / eine Zeit für die Klage / und eine Zeit für den Tanz; eine Zeit zum Steine werfen / und eine Zeit zum Steine sammeln, / eine Zeit zum Umarmen / und eine Zeit, die Umarmung zu lösen, eine Zeit zum Suchen / und eine Zeit zum Verlieren, / eine Zeit zum Behalten / und eine Zeit zum Wegwerfen, eine Zeit zum Zerreißen / und eine Zeit zum Zusammennähen, / eine Zeit zum Schweigen / und eine Zeit zum Reden, eine Zeit zum Lieben / und eine Zeit zum Hassen, / eine Zeit für den Streit / und eine Zeit für den Frieden.«

KOHELET 3,1-8

Hören bildet Gemeinschaft, Hören schafft Dialog, Hören erschafft Klänge und Musik, Hören schafft Kontakt zur inneren Stimme und zum Gewissen, Hören, Hinhören, Zuhören, Anhören schaffen einen Weg, Kontakt zu Gott herzustellen und zu halten, gehbare Wege und Orientierung zu finden. Es hat offensichtlich etwas mit Hören zu tun, wenn es in einem alten Sprichwort heißt: »Mit Gott fang an, mit Gott »hör auf«, das ist der beste

Lebenslauf.« In diesem ständigen Dialog mit dem, der Ursprung und Ziel unseres Lebens ist, dürfen wir darauf vertrauen, dass wir in Problemen, Ängsten, Not und in Verzweiflung von jemandem dann auch »erhört« werden. Wenn »Gott die Liebe ist« 1. JOHANNES-BRIEF 4,16, dann ist die Liebe das Einzige, das nie aufhören kann.

»Wenn Liebe einmal gekeimt hat,
treibt sie Wurzeln,
die nicht mehr aufhören zu wachsen«*

ANTOINE DE SAINT-EXUPÉRY

IV

HÖR - BILDER

An dieser Stelle soll nur ein ganz kleiner, nicht repräsentativer Querschnitt aus vielen Hörthemen in einer Bild-Textkorrespondenz angeboten werden. Sie sind gewissermaßen die visuelle Bearbeitung einiger Hörthemen, eine Art bildliche Hommage an unsere Ohren.

1. »Ganz Ohr« – Abenteuer des Hörens
2. »Kn(Pfr)opf im Ohr« – hörschädigend
3. »Ich kann´s nicht mehr hören!« – Widerstände
4. »Geziert und gedemütigt« – von Schmuck bis Ohrfeige
5. »Die innere Stimme« – Das Gewissen der »Weißen Rose«
6. »Stimmen hören« – heilige Jeanne d´Arc
7. »Heilige O(h)ranna« – Patronin für Hörleidende
8. »Hörig sein« – Sucht und Abhängigkeit
9. »Taubheit und Genie« – Ludwig van Beethoven
10. »Unter vier Ohren« – Zuhörerin –Telefonseelsorge

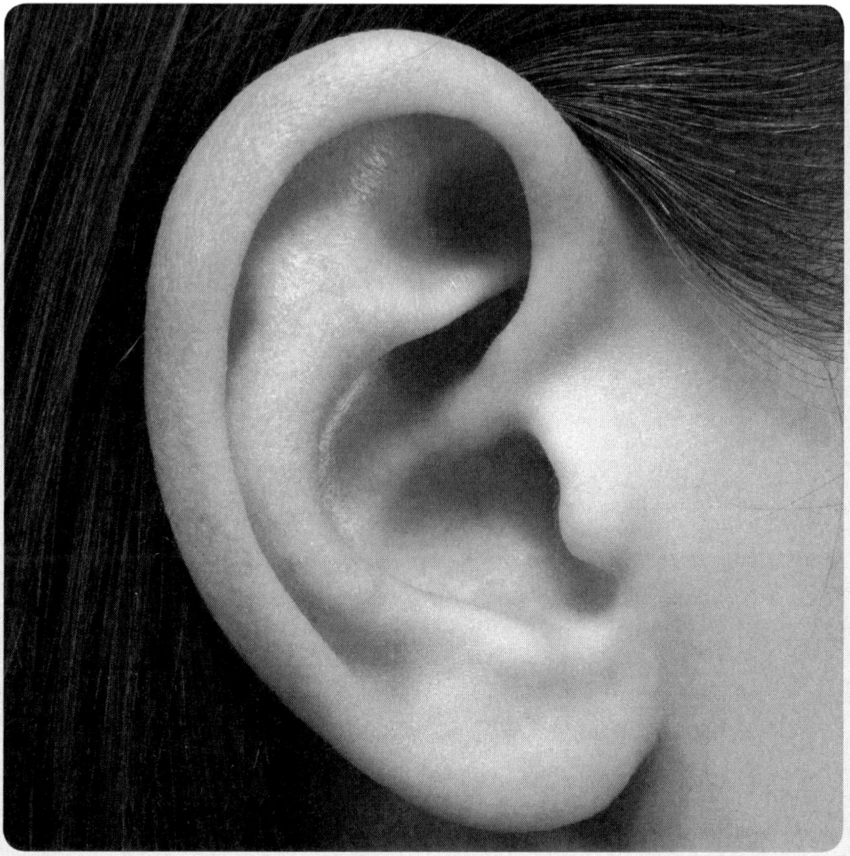

1. »Ganz Ohr« – Abenteuer des Hörens

Was wäre der Mensch ohne seine Ohren? Man könnte fast sagen: »Der Mensch ist Ohr« oder wie Joachim Ernst Behrendt es einmal ausgedrückt hat: »Ich höre, also bin ich«, oder: »Die Reise in uns selbst ist auch im Zeitalter der Raumfahrt das größte menschliche Abenteuer geblieben. Wir brauchen ein Fahrzeug dafür. Wir tragen es bei uns und ahnen nicht, wie weit es uns tragen kann. Es ist unser Ohr.«[41] Der ganze Mensch im Abbild des Ohres. Das Ohr öffnet für ihn die Welt seiner Sprache, die Welt der Klänge, der Musik, der Rhythmen. Das Ohr eröffnet dem Menschen das Tor zum Kosmos. Es ist universal: es kann Stimmen hören, die vor ihm, hinter ihm, neben ihm, unter ihm, über ihm und vor allem in ihm klingen. Das Bild drückt aus, dass der Mensch beim Hören »ganz Ohr« sein soll. Das Ohr kann sogar für viele der erotischste Körperteil des Menschen sein, wenn dabei ein liebender Mensch Lustvolles ins Ohr flüstert.

---

41 Zitat stammt aus einem Katalog des Bauer-Verlags, 1993

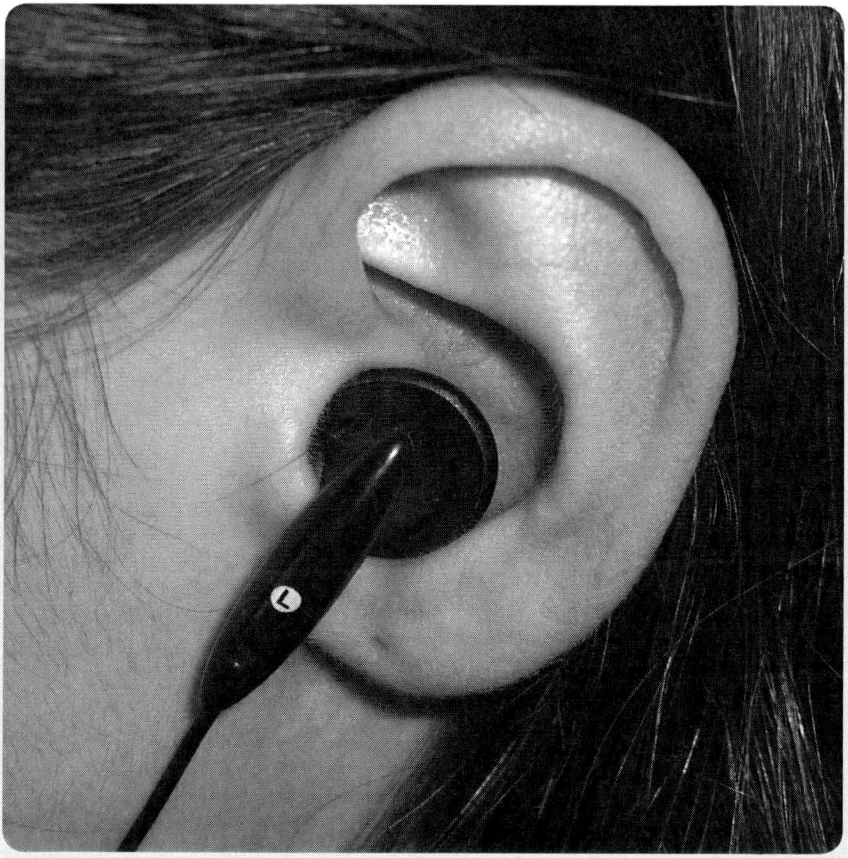

2. »Kn(Pfr)opf im Ohr« – hörschädigend

Überall kann man sie sehen, im Geschäft, im Wartezimmer, im Auto, in der Bahn, auf Parkbänken. Meist sehr junge Menschen mit dem immer beliebteren »Knopf im Ohr«, mit entrücktem Gesichtsausdruck, glücklich. So ein Kopfhörer, der hat was. Musik, als wenn man mittendrin wäre, überwältigend wie in der Disco, hautnah am Trommelfell. Der Knopf im Ohr erlaubt jetzt überlaute Beschallung von morgens bis abends und überall, ohne die Umwelt zu belästigen. Da dreht man die Lautstärke schon mal etwas lauter, oft bis zum Anschlag. Keiner kann sich beschweren. Nur die Ohren. »Da kann ich mir so richtig mal die Ohren wegblasen« sagt ein junger Mann. Die Ärzte warnen. Wenn der Schalldruckpegel (dBA) die Marke 85 überschreitet, ist die Schmerzgrenze erreicht. Diese Grenze wird wohl allzu gerne überschritten. Nur ein bisschen mehr am Knopf drehen. In einer Werbung heißt es: »Wir kennen keine Limits«. Wer hier auf die Dauer auf der Strecke bleibt, das sind die hochempfindlichen Sinneszellen (Haarzellen) in unserem Innenohr. Sind sie einmal zerstört, bleiben sie zerstört. Es wächst nichts mehr nach. Wie schnell kann aus einem »Knopf im Ohr« ein »Pfropf im Ohr« werden.

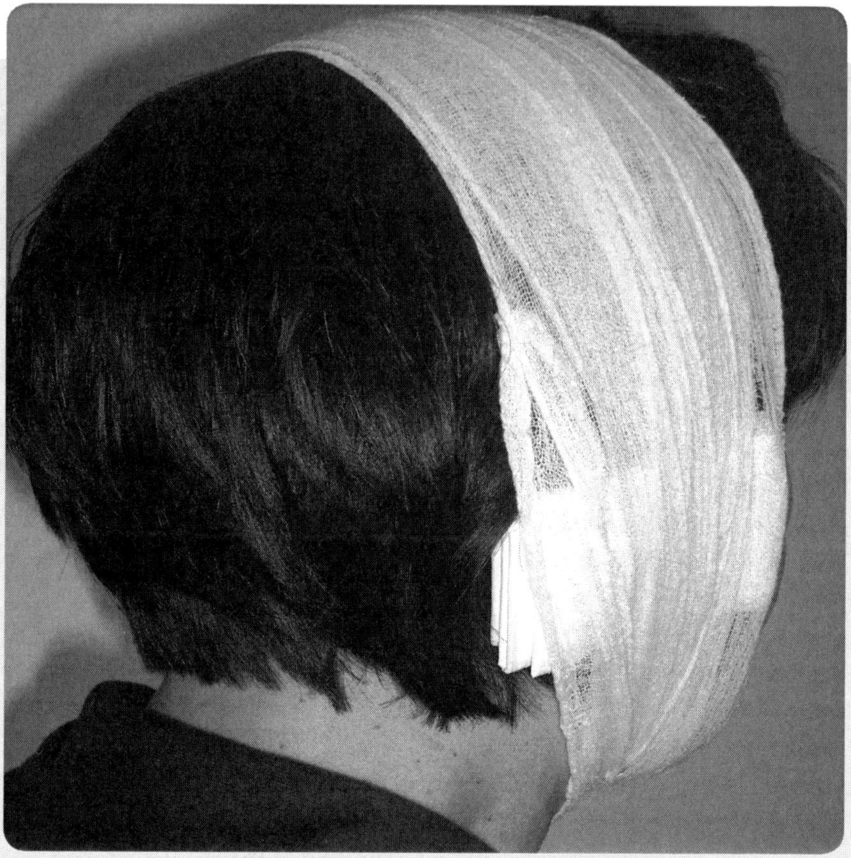

3. »Ich kann´s nicht mehr hören!« – Widerstände

Das Ohr ist wohl unser treuestes Sinnesorgan, es ist immer im Einsatz, selbst wenn wir träumen, bewacht es noch unseren Schlaf. Aber auch ein noch so geduldiges Organ wird manchmal müde, lustlos, möchte manchmal »einfach nichts mehr hören«, möchte abschalten, wird krank und schwach, auch kann es streiken, wenn es will. Treu, fleißig, aber nicht widerstandslos. Unser Hörvermögen kann zwar aufmerksam seine »Ohren spitzen«, kann es aber einfach nicht haben, wenn ihm jemand etwas »um die Ohren schlagen« möchte, wenn ihm jemand »die Ohren volljammern, volllabern«, ständig ein Gespräch »drücken« und etwas zum hundertsten Male erzählen möchte. Es kann nichts dafür, wenn wir selber unsere Ohren »auf Durchzug stellen«, aber es meldet sich mit Widerstand, wenn wir unsere Ohren mit Lärm, Stress und Hektik zustopfen. Es kommt dann gerne zu einem »Hörsturz« oder es produziert irgendwann selber unangenehme und lästige Klingel- und Pfeiftöne in unserem Kopf. Deutlicher kann man es nicht sagen: »Mir reicht es! Ich kann nicht mehr!«

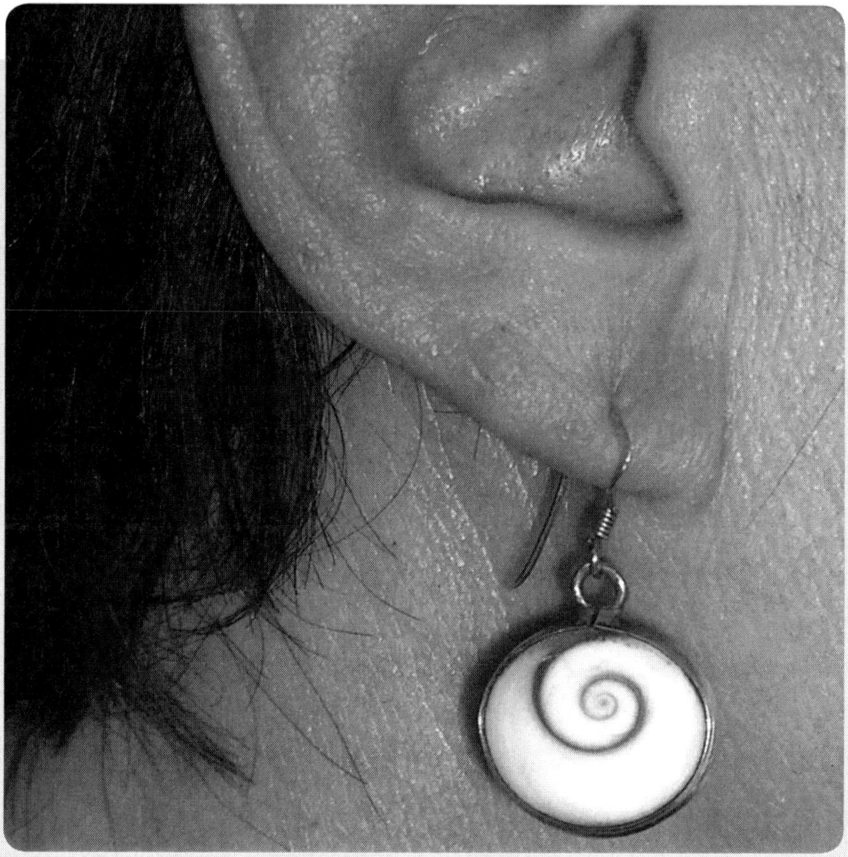

4. »Geziert und gedemütigt – von Schmuck bis Ohrfeige

Das lateinische Wort für Ohr (»auris«) klingt wie »aurum«, das lateinische Wort für Gold und so könnte man sagen, dass das Ohr so kostbar wie Gold ist. Es ist etwas sehr Kostbares und wird schon seit Tausenden von Jahren mit Schmuck aus Perlen, Gold, Silber und Edelsteinen kunstvoll geziert und geschmückt. Und dennoch wird es allzu oft gedemütigt und gequält. Es wird uns nicht selten etwas »um die Ohren gehauen«, kindliche Ohren werden schmerzhaft »lang gezogen« oder mit »Ohrfeigen« traktiert. Aus unbedachtem Übereifer schlägt selbst ein Jünger Jesu einem Knecht Malchus mit dem Schwert ein Ohr ab. Ein Maler schneidet sich in einem Anfall von Verzweiflung und Einsamkeit sein linkes Ohr ab. Ein unbeherrschter Sportler beißt seinem Gegner ein Ohrläppchen ab. Ein steigender Berg an Hörmüll droht uns taub zu machen. Wie sollen die Ohren, unsere treuesten Sinnesorgane auf die Dauer hier noch mithalten? Jeder, der im Krieg mit eigenen Ohren den schmerzhaften Lärm einer Bombennacht miterleben musste, der wird sagen: »Es war die Hölle!«

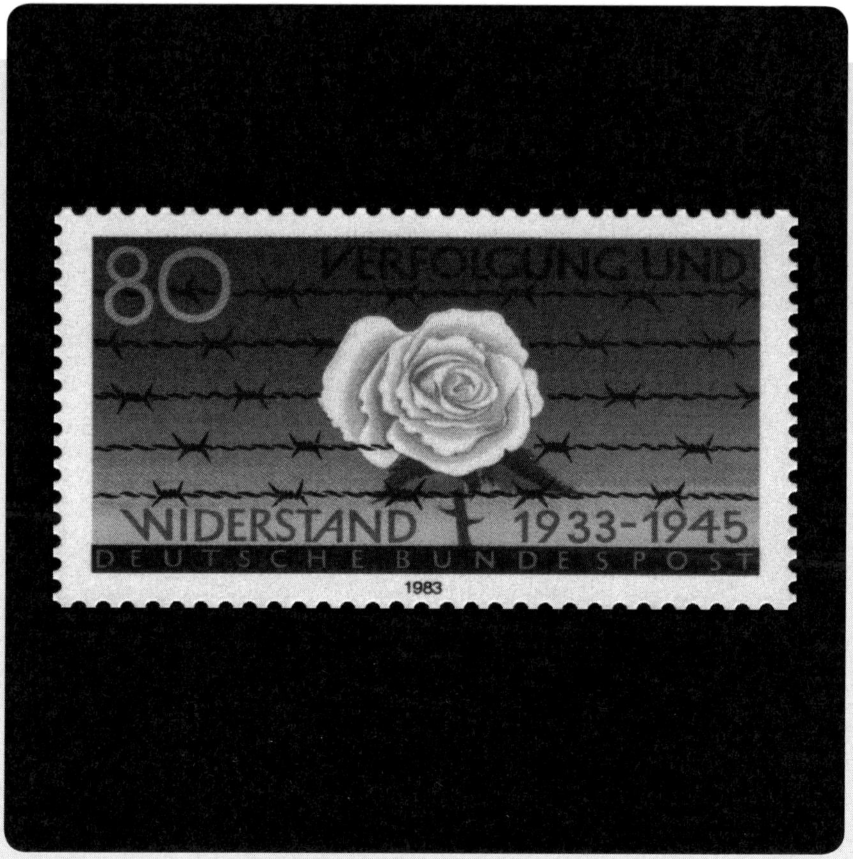
80
VERFOLGUNG UND
WIDERSTAND 1933-1945
DEUTSCHE BUNDESPOST
1983

5. »Die innere Stimme« – Das Gewissen der »Weißen Rose«

Johann Wolfgang von Goethe drückt es sehr treffend aus: »ganz leise spricht ein Gott in unsrer Brust, ganz leise, ganz vernehmlich, zeigt uns an, was zu ergreifen ist und was zu fliehen.«[42] Es gibt sie, jene »innere Stimme«, unser Gewissen, eine Stimme, die manchmal ganz leise sprechen kann, so leise, dass wir sie gerne »überhören«, bis wir dann plötzlich ein »schlechtes Gewissen« bekommen. Aber ein schlechtes Gewissen ist ein gutes Gewissen. Es schlägt uns »bis zum Halse.« Dann ist »Umkehr« gefragt. So nahm während der Zeit des Nationalsozialismus die berühmte Widerstandsgruppe »die Weiße Rose« ihr gutes Gewissen in die Hand, um den Schweigenden endlich ein »schlechtes Gewissen« zu machen. Hans und Sophie Scholl, Willi Graf, Alexander Schmorell und Kurt Huber konnten ihr Schweigen zu den Gräueltaten Hitlers nicht mehr länger rechtfertigen. In Flugblättern, die sie unter Lebensgefahr heimlich verbreiteten, hieß es unter anderem: »Wir schweigen nicht, wir sind Euer böses Gewissen, die Weiße Rose lässt Euch keine Ruhe«. Die gesamte Widerstandsgruppe wurde 1943 hingerichtet. Ihr Gewissen »schlägt« noch heute.

---

[42] JOHANN WOLFGANG VON GOETHE, Torquato Tasso, III,2

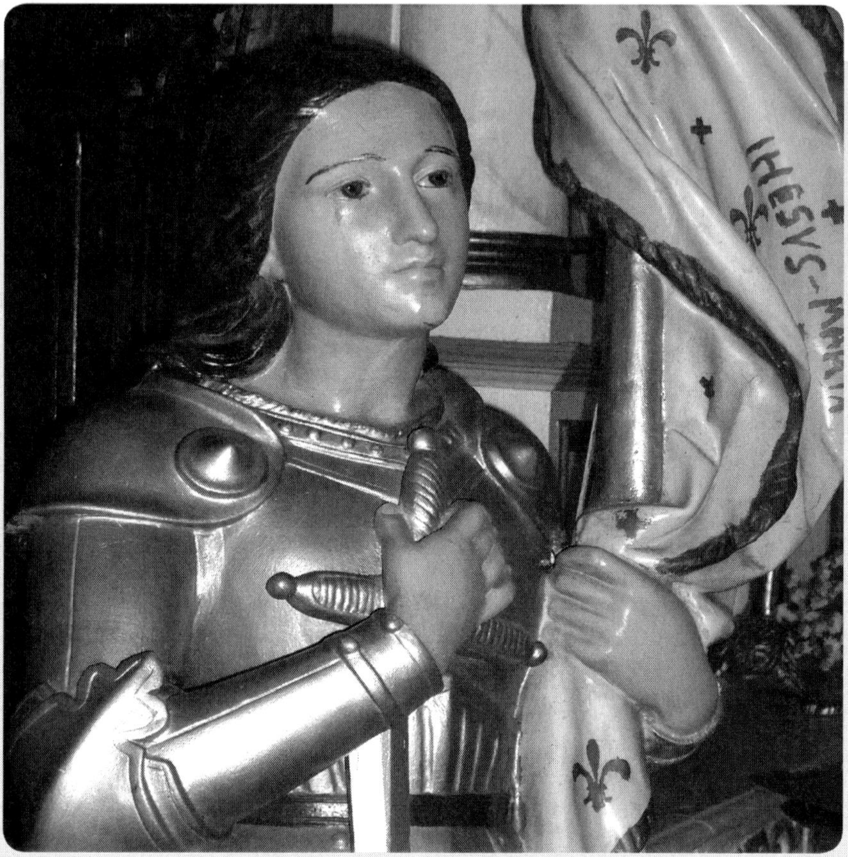
IHESVS-MARIA

6. »Stimmen hören« – heilige Jeanne d´Arc

Sie »hören Stimmen«, obwohl andere sie nicht hören, obwohl kein Tonband sie je aufnehmen könnte. Seltsam, sind das Spinner, Verrückte, Kranke? In der Tat gehört dieses »Stimmen hören« zu den wichtigsten Symptomen einer psychotischen Erkrankung, es sind seltsame Signale aus jener schizophrenen Wahnwelt. Menschen leiden darunter und haben Anspruch auf unser Verständnis und unsere Hilfe. Aber auch Menschen, die nicht an dieser Erkrankung leiden, machen viele Erfahrungen mit »inneren Stimmen«, die sie »wirklich« hören, die sie ernst nehmen als Warnungen, Ratschläge, Beistand, Hilfe und Schutz. Krankhaft? Das wäre eine einfache und unzulässige »Psychiatrisierung«. Ein Beispiel liefert uns das französische Bauernmädchen Jeanne d´Arc, die auf ihre »inneren Stimmen« hörte und sie treu und mutig befolgte, auch wenn sie den Tod auf dem Scheiterhaufen hinnehmen musste. Sie wurde später heilig gesprochen. Unser Hörvermögen ist und bleibt ein Wunderwerk. Es ist in der Lage, nicht nur Daten, Ereignisse und Informationen aus unserer bekannten physikalischen Welt zu empfangen, sondern darüber hinaus auch Botschaften und Klänge aus einer anderen Welt, die uns sonst verschlossen bliebe.

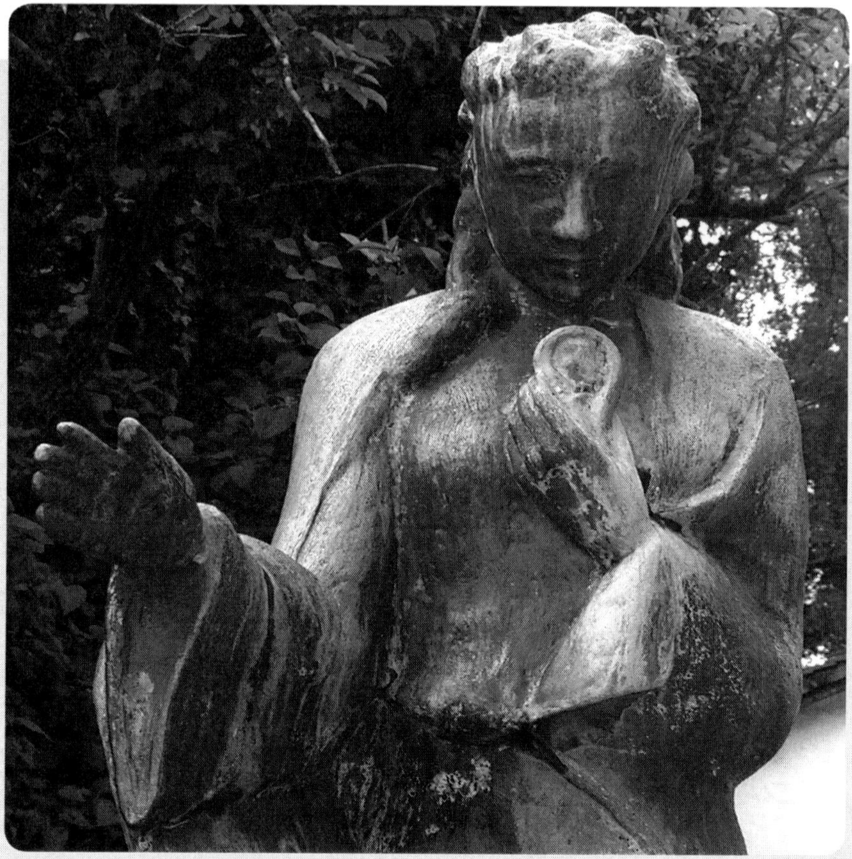

7. »Heilige O(h)ranna« – Patronin für Hörleidende

Auf den Höhen des saarländischen Dorfes Berus steht die Oranna-Kapelle. Sie ist der heiligen Oranna gewidmet, einer irischen Prinzessin, die im 6. Jahrhundert im Gefolge irisch-schottischer Missionare in diese Gegend kam und sich als heilkundige Frau besonders liebevoll um Kranke und Gebrechliche kümmerte. Auf der bronzenen Brunnenstatue vor der Kapelle hält sie ein großes Ohr in ihren Händen. Als Patronin besonders für alle Kopf- und Ohrleiden wird sie noch heute von vielen Menschen bittend angerufen und auch »erhört«.

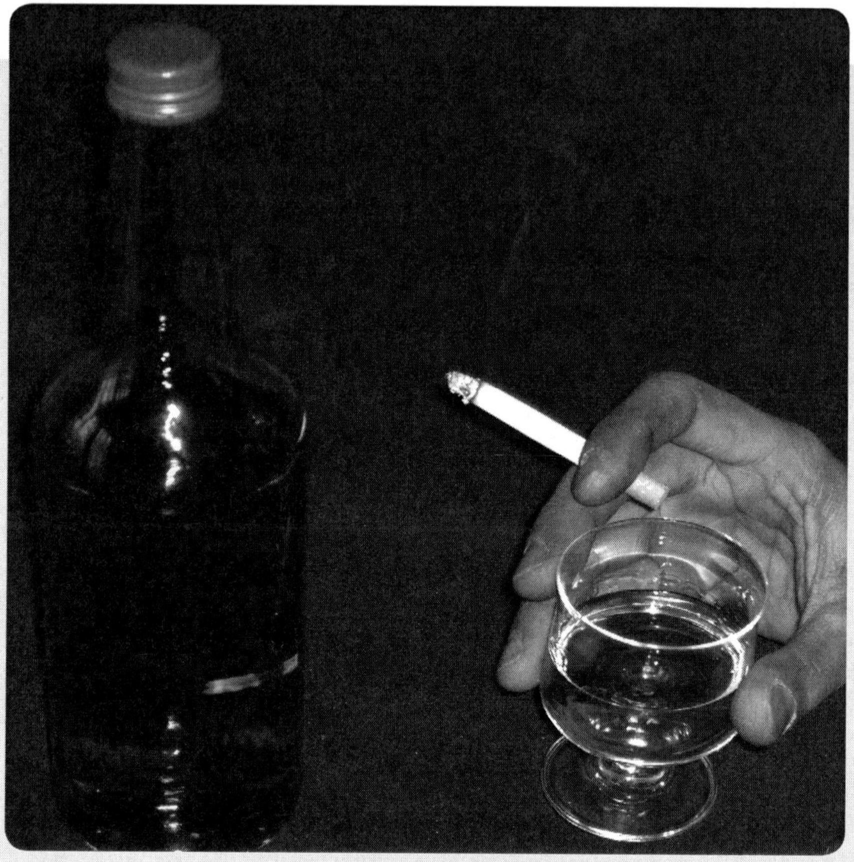

8. »Hörig sein« – Sucht und Abhängigkeit

Nach einem asiatischen Sprichwort: »nimmt der Mann zuerst einen Schluck, dann nimmt der Schluck einen Schluck und am Ende nimmt der Schluck den Mann«. Hier wird »Hörigkeit« beschrieben. Man »hört« nur noch auf das Suchtmittel: Alkohol, Drogen, Sex, Computerspiele. Zur Hörigkeit kommt es umso mehr, je intensiver das Suchtmittel für jemanden zur Flucht weg vom Unerträglichen oder Flucht hin zum Unerreichbaren wird. Es kommt unwillkürlich zur Dosissteigerung und zum Kontrollverlust. Der oder die Betreffende kann nicht mehr aufhören und ist bereit, sich das Suchtmittel um jeden Preis zu beschaffen. Zu dieser seelischen Abhängigkeit kommt dann noch die körperliche hinzu, das heißt: beim abrupten Absetzen des Suchtmittels kommt es zu schweren körperlichen Entzugserscheinungen. Am Ende der Sucht, die mit vielen Schäden verbunden ist, steht häufig das schleichende Siechtum, der körperliche, seelische und geistige Zerfall. Am Anfang dieser Sucht steht oft Neugierde, das Erlebnis des Rausches, nicht selten die Suche, die Sehnsucht nach etwas, was das Leben »erfüllt«, die Suche nach Lebenssinn, der Wunsch nach der wirklichen Erleichterung und die anfängliche Erfahrung, dass der Suchtgenuss einem tatsächlich »helfen« kann, zumindest kurzfristig der rauen Wirklichkeit zu »entfliehen«. Das Suchtmittel scheint dabei immer mehr all das zu »ersetzen«, was sehr viele suchen: Geborgenheit, Ruhe, Sicherheit, Gemeinschaft, Glück und Lebenssinn. Man sagt zu Recht, dass alle Suchtmittel uns anfänglich stets als »Kavalier« erscheinen, die uns helfen, Frust abzubauen oder Lust zu gewinnen, sich aber gegen Ende immer als »Killer« entpuppen.

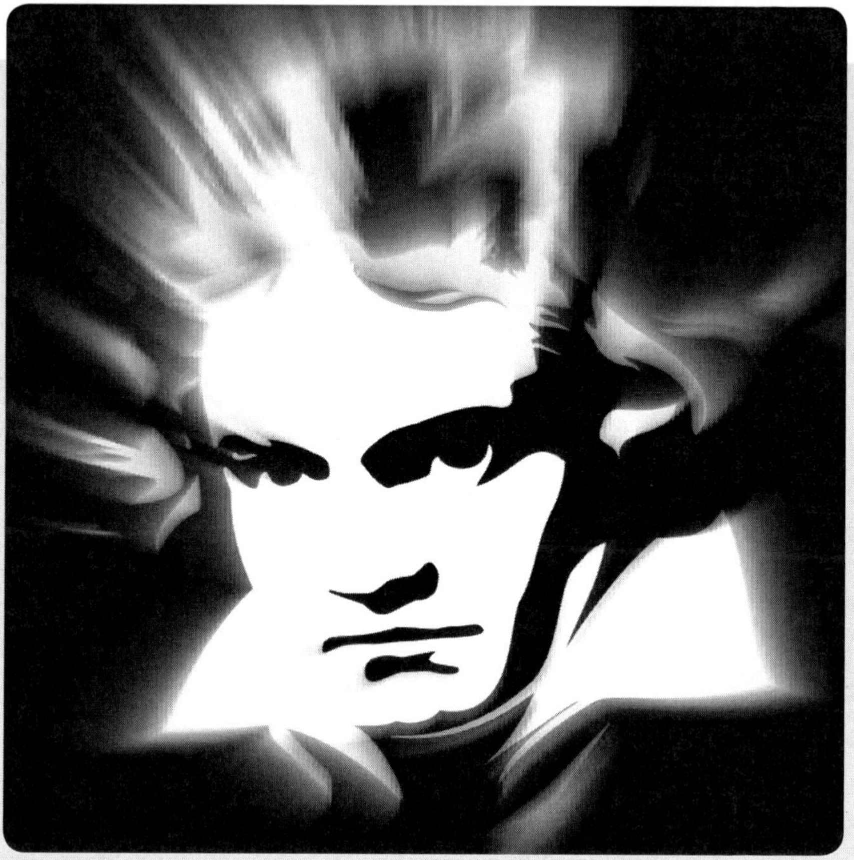

9. »Taubheit und Genie« – Ludwig van Beethoven

Es ist eine große Not, wenn sich ein Mensch infolge eines Hörschadens, einer Altersschwerhörigkeit oder einer anderen Ohrenerkrankung nicht mehr voll und ganz auf sein Gehör verlassen kann. Mit der Schwerhörigkeit und besonders mit der Taubheit kommt noch ein zusätzlicher schwerer Mangel hinzu, der mit einem Verlust des normalen Umweltvertrauens verbunden ist. Taubheit entfernt von den Mitmenschen und damit sind auch Gefühle von Einsamkeit verbunden. Nicht mehr alles richtig mitzubekommen, was sich um mich herum ereignet, sich häufig mit Vermutungen zufrieden zu geben, immer mehr Missverständnissen ausgesetzt zu sein, schafft ein Gefühl, isoliert zu sein, lässt einen Menschen traurig, deprimiert, gereizt und manchmal »sonderbar« erscheinen. Dem schwer hörgeschädigten und am Ende seines Lebens fast tauben Ludwig van Beethoven sagt man gelegentlich »Misanthropie« (Menschenverachtung) nach. Ob dies gerechtfertigt ist ist ungewiss, aber auch ein Misanthrop kann kreativ mit seiner Hörschwäche umgehen. Eben dieses fast taube Musikgenie hat uns, der ganzen Menschheit, eine geradezu unglaubliche Klangwelt hinterlassen. Es ist wie ein Wunder.

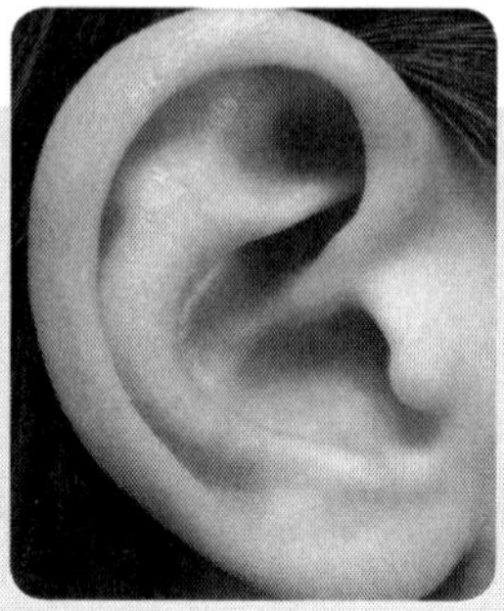

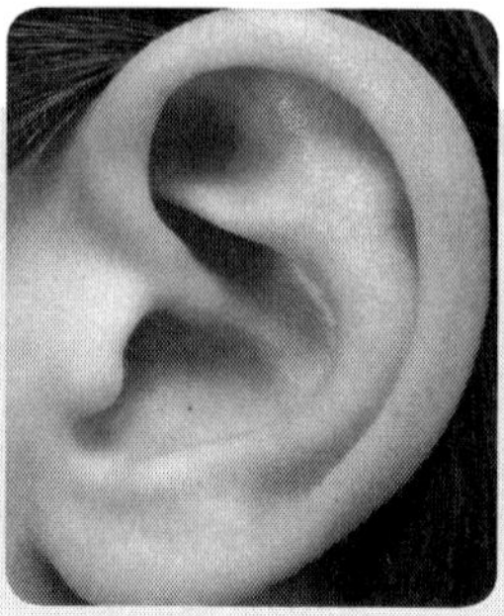

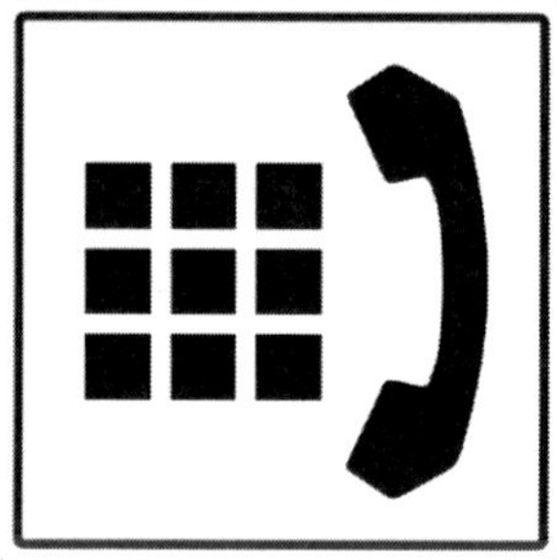

Telefon-
seel-
sorge

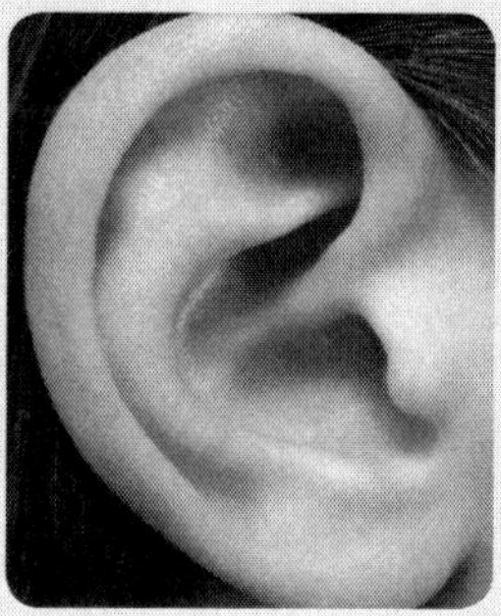

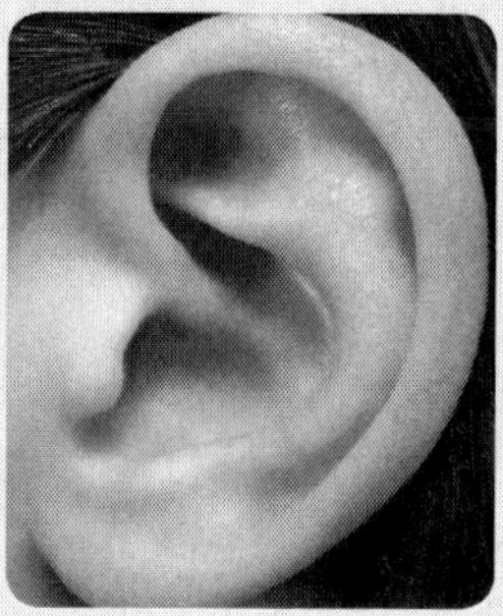

10. »unter vier Ohren« – Zuhörerin – Telefonseelsorge

Die Spiegelredakteurin Marie-Luise Scherer beschrieb einmal die Telefonseelsorge als »ein Ohr, in das man jammern kann«. Telefonseelsorge möchte mit ihren hauptamtlichen und ehrenamtlichen Beraterinnen und Beratern Tag und Nacht im geduldigen und vorurteilsfreien Zuhören versuchen, die Anrufenden mit allem, was sie bewegt, anzunehmen, sie zu verstehen und zusammen mit ihnen Wege aus einer Krise zu suchen. Hören ist zwar ein Vorgang, an dem unsere Ohren teilnehmen, aber im Zuhören wendet sich meine ganze Person, mein Herz, meine ganze Körperhaltung dem Redenden zu. Diese Haltung des »Zuhörens« wird für unser Gegenüber eine Erfahrung, nicht allein zu sein, begleitet und verstanden zu werden. Im Zuhören wird ein »Dazugehören« erschaffen, ein Gefühl, das von so manchen Ängsten befreien kann, weil es Einsamkeit überwinden hilft. Zuhören beschränkt sich nicht nur auf das, was jemand zu mir sagt, sondern auch auf das, was jemand nicht sagt oder sich nicht zu sagen traut. Zum Beispiel hört ein guter Zuhörer vielleicht hinter der betont »leidenden« Art auch jene aggressiven Zwischentöne, die dem Redenden vielleicht nicht bewusst sind, die ihn aber im Umgang mit seiner Familie immer mehr isolieren können. Ein guter Zuhörer ist nicht ein passiver Mülleimer, sondern lebt von einem interaktiven Prozess, er hört dabei auch sich selber zu und gibt seinem Gegenüber Rückmeldung über das, was er von ihm hört.

V

HÖR-TEXTE

Am Ende unserer Betrachtungen »über« das Hören und den Überlegungen »über« unsere verschiedenen Hörweisen sollen auch ein paar Texte angeboten werden, die selbst zu uns sprechen sollen. Es sind verschiedene Hörproben, die wir meditativ auf uns einwirken lassen können. Wir haben damit die Möglichkeit, das bisher Gelesene oder Gehörte noch ein wenig zu vertiefen. Lesen ist ja immer wieder ein Hören mit den Augen, leise und innerlich. Die Texte sollten wir ganz bewusst in einer Atmosphäre der Stille und Entspannung lesen. Besser wäre natürlich, die Texte laut vorzulesen. Nur so ist gewährleistet, dass das »Lautmalerische« beim Hören auch deutlich von uns gesehen und betrachtet werden kann. Wenn unsere Augen wieder hören und unsere Ohren wieder sehen lernen, das ist eine der schönsten Erfahrungen, die in einer Meditation gemacht werden kann. Meditation ist ja immer ein Durchbrechen unseres Alltagsbewusstseins, eine Erweiterung unserer gewöhnlichen Erfahrung. Während und nach dem Hören dürfen wir gespannt sein, welche Bilder, Assoziationen, Stimmungen und Gefühle das Gehörte in uns auslöst. Wir können dem nachspüren und eigenen Gedanken nachgehen, die sich daraus ergeben. Meine nur ganz sparsamen Impulse »zur Meditation« sind immer nur als eine Möglichkeit gedacht, das Gehörte in eine bestimmte Richtung hin zu vertiefen. Es sind acht Texte, die diese Meditation anstoßen möchten, wobei die Zahl »acht« ganz bewusst am Schluss dieses Buches noch einmal eine symbolische Hochschätzung unserer Hörleistung sein soll, die in der Erfindung der »Oktave« jenen Achter-Schritt vollzieht, der uns zur Harmonie und zum Wohlklang führt.

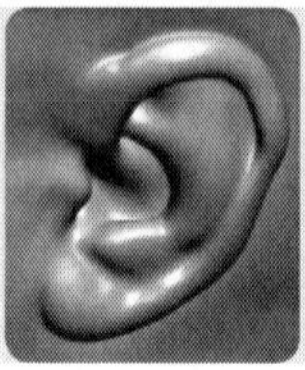

1. Orchester

ächzen;

babbeln, bellen, bengeln, bersten, bibbern, bimmeln, blöken, blubbern, böllern, brabbeln, branden, brausen, brüllen, brummeln, brummen, brutzeln, bullern;

deklarieren, dengeln, donnern, dröhnen, dudeln;

faseln, fauchen, fiepen, flattern, flennen, flöten, fluchen, flüstern, flunkern, flutschen, frotzeln;

gackern, gacksen, geifern, gellen, gewittern, gickeln, gicksen, gluckern, glucksen, greinen, grölen, grollen, grunzen, gurgeln, gurren;

hämmern, hallen, hecheln, heulen, hobeln;

jammern, japsen, jauchzen, jaulen, jodeln, johlen, jubeln, jubilieren, juchzen;

kabbeln, keifen, keuchen, kichern, kicken, klacken, kläffen, klagen, klappen, klappern, klatschen, klicken, klimpern, klingen, klingeln, klirren, klönen, klopfen, knacken, knacksen, knallen, knarren, knattern, knirschen, knistern, knurren, kollern, krachen, krächzen, krähen, krakeelen, kreischen, kullern;

lachen, läuten, lallen, lamentieren, leiern, lispeln;

mäkeln, meckern, munkeln, murmeln, murren;

näseln, nieseln, nörgeln, nuscheln;

petzen, pfeifen, piepen, piepsen, pladdern, plänkeln, plantschen, plappern, plärren, plätschern, platzen, plaudern, plauschen, plumpsen, plustern, pochen, poltern, prahlen, prasseln, prickeln, protzen, purzeln;

quäken, quaken, quasseln, quatschen, quengeln, quieken, quietschen, quinquilieren;

räuspern, randalieren, rascheln, raspeln, rasseln, ratschen, rattern, raunen, rauschen, röhren, rüffeln, rülpsen, rumoren, rumpeln;

sabbern, sägen, säuseln, salbadern, schaben, schallen, scharren, schellen, schelten, scheppern, scherzen, scheuern, schimpfen, schlabbern, schlecken, schleichen, schliddern, schluchzen, schlucken, schlürfen, schmatzen, schmettern, schnattern, schnauben, schnaufen, schnüffeln, schnuppern, schnurren, schrubben, schubsen, schwätzen, schwafeln, schwappen, schwatzen, seufzen, sirren, splittern, spötteln, spotten, stammeln, sticheln, stöhnen, stottern, summen, surren;

ticken, tickern, tirilieren, toben, tosen, trällern, trampeln, trappeln, tratschen, trillern, trommeln, tropfen, tröpfeln, tschilpen, tuscheln;

wettern, wiehern, wimmern, winseln, wispern;

zanken, zetern, ziepen, zirpen, zischeln, zischen, zwitschern;

Aus: Joachim-Ernst Berendt, Das Dritte Ohr, vom Hören der Welt, Reinbek 1985, S. 119-120

zur Meditation:

- Welche Gefühle lösen bestimmte Hörwörter in mir aus?
- Was sehe ich, wenn ich sie höre?

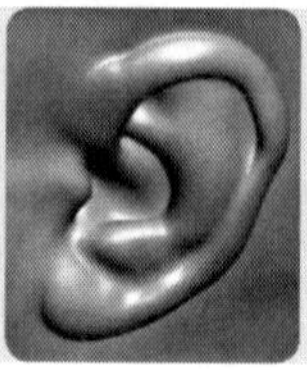

2. Das Ohrenspiel Abdallahs

Durch die weite, breite Steppe
Ritt ich eines Sommerabends,
Ritt ich meinen Hengst Abdallah.
Weil wir auf dem Heimweg waren,
Schritt er aus mit raschen Hufen,
Ahnt er doch den nahen Stall.

Nichts zu sehen, nichts zu hören:
Keiner Grille zart Gezirpe,
Keines Vogels Aufgeschrecktheit,
Keines Wildes fern Gebelle.
Nirgends Häuser, nirgends Menschen,
Nirgends Wälder, Hügel, Täler,
Einzig nur der lose Sand.

Immer nickte mit der Stirne,
Dass die schwarze Mähne wellte,
Immerfort mein Hengst Abdallah,
Immerfort und immer weiter.
In Bewegung immerwährend
Waren auch die schlanken Ohren,
Alle beide bald nach vorne,
Alle beide bald nach rückwärts.
Nun das rechte spitz nach vorne
Und das linke spitz nach rückwärts,
Nun das linke spitz nach vorne
Und das rechte spitz nach rückwärts,
Unaufhörlich. Was, zum Kuckuck,
Hört denn doch mein Hengst Abdallah?
Keiner stört ja unsre Stille,
Nirgends Szene und Gefahr.
Dacht ich mir: was meinen Ohren,

Trotz der grenzenlosen Ruhe,
Trotz des Friedens bleibt verloren,
Das erhorcht mein Hengst?

Hört er wilde Reiter nahen,
Die auf meine Spur gesandt sind?
Hört er ihre Säbeln rasseln,
Hört er ihre Sättel knarren,
viele, viele Meilen fern?
Oder einen müden Wandrer,
Der am Wüstensaum verschmachtet
Und zu Gott die letzten Seufzer
Sterbend in den Himmel schickt?

Oder, wo die Steppe endet,
Sitzen unter Palmenkronen
Zwei Verliebte, sehr verliebte,
Und er hört die heißen Küsse,
Und er hört die heißen Schwüre,
Immer heißern Schwur und Kuss?

Hört er ferne Klagenklänge?
Hört er Hochzeitslieder klingen?
Hört er alles, was auf Erden
Jubelt, betet, flucht und schluchzt?

Hört er gar die Sterne summen,
Gottes Engel jubilieren,
Hört die ganze Weltmusik?

Detlev von Liliencron, Gedicht aus:
T. Echtermeyer, Deutsche Gedichte von den Anfängen
bis zur Gegenwart, Düsseldorf 1960, S. 558-560

zur Meditation:

- Wie lustvoll kann aufmerksames Hören sein?
- Wie laut kann für mich die Stille werden?

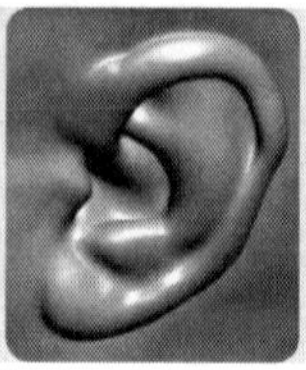

3. Ein kleines Lied

»Ein kleines Lied. Wie geht´s nur an,
Dass man so lieb es haben kann?
Was liegt darin? Erzähle!«

Es liegt darin ein wenig Klang.
Ein wenig Wohllaut und Gesang
Und eine ganze Seele.

Marie von Ebner-Eschenbach, Gedicht aus:
T. Echtermeyer, Deutsche Gedichte von den Anfängen
bis zur Gegenwart, Düsseldorf 1960, S. 541-542

zur Meditation:

- Welches Lied begleitet mein Leben?
- Welches Lied schließt meine Seele auf?

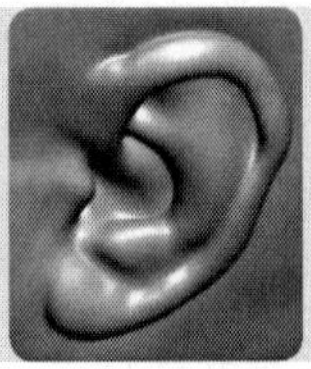

4. Der Knabe im Moor

Oh schaurig ist´s übers Moor zu gehen,
Wenn es wimmelt vom Heidenstrauche,
Sich wie Phantome die Dünste drehn
Und die Ranke häkelt am Strauche,
Unter jedem Tritte ein Quellchen springt,
Wenn aus der Spalte es zischt und singt! –
Oh schaurig ist´s übers Moor zu gehen,
Wenn das Röhricht knistert im Hauche!

Fest hält die Fibel das zitternde Kind
Und rennt, als ob man es jage;
Hohl über die Fläche sauset der Wind –
Was raschelt drüben am Hage?
Das ist der gespenstige Gräberknecht,
der dem Meister die besten Torfe verzecht;
Hu, hu, es bricht wie ein irres Rind!
Hin ducket das Knäblein zage.

Vom Ufer starret Gestumpf hervor,
Unheimlich nicket die Föhre,
Der Knabe rennt, gespannt das Ohr,
Durch Riesenhalme wie Speere;
Und wie es rieselt und knittert darin!
Das ist die unselige Spinnerin,
Das ist die gebannte Spinnlenor`,
Die den Haspel dreht im Geröhre!

Voran, voran! Nur immer im Lauf,
Voran, als woll es ihn holen!
Vor seinem Fuße brodelt es auf,
Es pfeift ihm unter den Sohlen

Wie eine gespenstige Melodei;
Das ist der Geigemann ungetreu,
Das ist der diebische Fiedler Knauf,
Der den Hochzeitsheller gestohlen!

Da birst das Moor, ein Seufzer geht
Hervor aus klaffender Höhle;
Weh, weh, da ruft die verdammte Margret:
»Ho, ho, meine arme Seele!«
Der Knabe springt wie ein wundes Reh;
Wär nicht ein Schutzengel in seiner Näh,
Seine bleichen Knöchelchen fände spät
Ein Gräber im Moorgeschwele.

Da mählich gründet der Boden sich,
Und drüben, neben der Weide,
Die Lampe flimmert so heimatlich,
Der Knabe steht an der Scheide;
Tief atmet er auf, zum Moor zurück
Noch immer wirft er den scheuen Blick:
Ja, im Geröhre war´s fürchterlich,
schaurig war´s in der Heide!

Annette von Droste-Hülshoff, Gedicht aus:
T. Echtermeyer, Deutsche Gedichte von den Anfängen
bis zur Gegenwart, Düsseldorf 1960, S. 468-469

zur Meditation:

- Welche Bilder malen mir diese Worte?
- Welche Landschaft entsteht in meiner Seele?

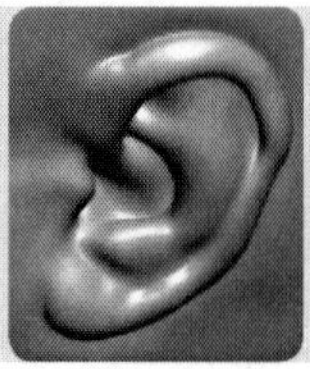

5. Ich hab in läß´gen Ohren

Ich hab' in läß'gen Ohren,
O der Verlust ist groß,
Wohl manches Wort verloren,
Das dir vom Munde floß.

Es floß und quoll und rollte
Auch immer klar und hell,
Ich dachte nicht, es sollte
Versiegen je der Quell.

Da hört' ich ohne Hören,
Antwortet' ohne Wort,
Arbeitet' ohne Stören,
Und du sprachst immer fort.

Nur manchmal hört' ich sagen,
Wenn ich's zu arg gemacht:
O Mutter, auf mein Fragen
Gibst du auch gar nicht Acht.

Und hatt' ich Acht zu geben
Auf Andres als auf dich?
Mein süßgeschwätzges Leben,
Nun bist du stumm für mich.

In Gold nun möcht' ich fassen
Auch jedes kleinste Wort,
Das mir dein Mund gelassen
In der Erinnrung Hort.

Friedrich Rückert: Kindertodtenlieder
aus seinem Nachlasse, Frankfurt a.M. 1872, S. 74-75

zur Meditation:

- Habe ich die Stimmen meiner Eltern noch im Ohr?
- Welche Stimmen vermisse ich?
- An welche Sätze von ihnen erinnere ich mich noch gut?

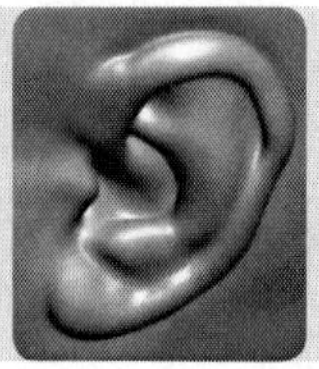

6. Feine Ohren

Meiner Mutter

Du warst allein,
ich sah durchs Schlüsselloch
den matten Schein
der Lampe noch.

Was stand ich nur und trat nicht ein?
Und brannte doch,
und war mir doch, es müsste sein,
dass ich noch einmal deine Stirne strich
und zärtlich flüsterte: Wie lieb ich dich!

Die alte böse Scheu,
dir ganz mein Herz zu zeigen,
sie quält mich immer neu.
Nun lieg ich durch die lange Nacht
und horche in das Schweigen –
ob wohl dein weißes Haupt noch wacht?

Und einmal hab ich leis gelacht:
Was sorgst du noch,
sie weiß es doch,
sie hat gar feine Ohren,
ihr geht von deines Herzens Schlag,
obwohl die Lippe schweigen mag,
auch nicht ein leiser Ton verloren.

Gustav Falke, Meiner Mutter, in: www.aphorismus.de

zur Meditation:

- Wer versteht mich ganz?
- Wer versteht mich »blind«?

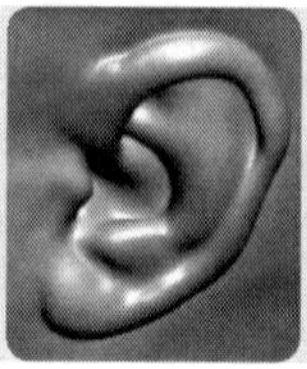

7. Der Ammonit

Millionen Jahre
Schlief ich den Schlaf der Wandlung.
Im steinernen Sarg,
Bis mich Euer Meißel befreite
Aus dem Schraubstock der Zeit,
Aus dem Gefängnis der Steinzeit,
Aus dem Zwang der Stille,
Die mein Herz erstarren ließ.
Von einer Schlammwelle zugedeckt,
Von allem Vertrauten isoliert,
Entging ich damals der Verwesung.
Langer Weg in die Versteinerung.

Ich bin ein Ammonit,
Ein Fossil,
Abdruck der Rettung,
Eine Auferstehung
Vergessener Wirklichkeit.
Millionen Jahre
Bevölkerten wir die alte Welt,
Bis der Schatten des Todes
Über die Meere kam.
Die Hoffnung im Schneckengang,
Im Gehör das Rauschen verlorener Meere,
Bis in den allerletzten Winkel,
In jeder Kammer
Das Salz der Bewahrung.

Ich bin ein Ammonit,
Spirale um die Mitte,
Die das Licht verschluckt.

In meinem Wirbelkanal
Spiegelt sich die Galaxie.
Gewaltige Fliehkraft der Schöpfung.
Eine ewige Drehung,
Unendliche Umläufe
Um einen festen Punkt,
Eine Wanderschaft zum Namenlosen.
Ein Abbild von Andromeda,
Bauplan der Vererbung,
Die Spindel im Webstuhl des Lebens.
Das Größte und das Kleinste
In meinem steinernen Gedächtnis
Eine kosmische Erinnerung.
In der Keimschale der kleinsten Windung,
Im Kern, Im Fluchtpunkt meiner Sehnsucht
Liegen die Spuren von allem,
Was je erschaffen wurde,
Was ist Und was jemals sein wird.
Im Sog der Anziehung,
Im Auge der Schwerkraft
Verstummt alles Fragen.
Euer Warum und Woher und Wohin
Stürzen in die Tiefe
Mitten durch das Schweigen,
Fallen tiefer und tiefer
Bis auf den Grund der ältesten Antwort,
Bis auf den Boden der Wahrheit.

Ich bin ein Ammonit,
Bedrückende Stille,
Versteinertes Herz,
Keine Bewegung und kein Laut,
Alles ist tot,
Und doch ist alles am Leben.
Ausgetrocknet und hart
Bin ich doch erfüllt
Von einem Tau der Sättigung,

die euer Herz nicht fassen kann.
Zerronnen ist mein Fleisch im Stein,
Geronnen wieder zu einer neuen Ordnung.
Eine Verwandlung im Austausch
Von Geben und Nehmen.
Ihr findet mich wieder
In eurer Ohrmuschel,
In der Gehörschnecke kosmisches Ohr,
Dem Meer der Klänge ein langer Strand
Und eine Brandung.
Wellenbahn ins Grenzenlose,
Schwingen, Auflösen, Überschreiten.
Im Gehörgang das Tor zur Ewigkeit.
Im Sternzeichen des Widders
Bin ich das Horn, das Ammonshorn.
Ich stoße an und stoße zu.
Ich bin der bohrende Widerhaken,
Der Missklang in euren Ohren,
Damit ihr ruft nach dem Einklang.
Im tauben Ohr dreht sich
Die Todesspirale.
Den wachen Ohren gehört die Zukunft.

Stanislaus Klemm, Der Ammonit, in: Sternensplitter, Meditationen mit Steinen, München 1989, S. 170-175

zur Meditation:

- Der Ammonit – ein Stein des Hörens (»Hörschnecke«).
- Das Gehör – eine Wellenbahn zum Namenlosen – im Meer der Klänge

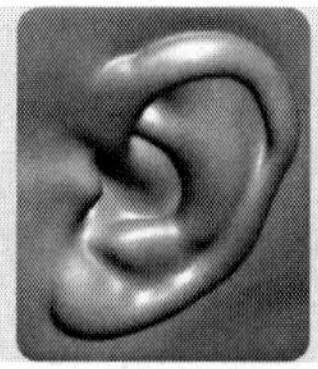

8. Vater unser

Mutter – Vater alles Geschaffenen!	Vater unser, der du bist im Himmel
Dein Name tönt heilig durch Zeiten und Raum	Geheiligt werde dein Name
Dein Göttliches Eins – Sein schaffe in Liebe und Licht – ewig und jetzt!	Dein Reich komme
Lass Deinen Willen durch meinen geschehen	Dein Wille geschehe
wie im Geist, so in allem Geformten!	Im Himmel also auch auf Erden
Gib uns Nahrung täglich – wie dem Körper, so der Seele!	Unser tägliches Brot gib uns heute
Löse die Bande meiner Fehler – wie ich sie anderen löse!	Vergib uns unsere Schuld – wie auch wir vergeben unseren Schuldigern
Lass mich nicht verloren gehen an Oberflächliches und Materielles!	Führe uns nicht in Versuchung
Befreie mich von Unreife und von allem, was mich festhält und mich nicht loslassen lässt!	Sondern erlöse uns von dem Bösen
Denn Dein ist die Kraft und der Gesang des Universums jetzt und hier und in Ewigkeit	Denn Dein ist das Reich und die Kraft und die Herrlichkeit – in Ewigkeit
Amen	Amen

»Vater unser« in aramäischer und heutiger Fassung, in:
Joachim-Ernst Berendt, Ich höre – also bin ich, Freiburg 1989, S. 225

zur Meditation:

- Ich höre Altes und Neues.
- Ich höre Altes neu.

VI

LITERATURVERZEICHNIS

BERENDT, J. E., Ich höre – also bin ich, Freiburg 1989

BERENDT, J. E., Das Dritte Ohr, vom Hören der Welt, Reinbek 1985

BIBEL, Einheitsübersetzung der Heiligen Schrift, Stuttgart 1974

BOCK, Th. & BUCK, D. & ESTERER, I., Stimmenreich. Mitteilungen über den Wahnsinn, Balance Buch, Bonn 2007

CALON, P. J. A. / PRICK, J. J.G., Psychologische Grundbegriffe, Salzburg 1969

COLEMAN, R. & SMITH, M., Stimmen hören, verstehen und bewältigen, Psychosoziale Arbeitshilfen 14, Bonn 2000

DIETRICH, G. & WALTER, H., Grundbegriffe der psychologischen Fachsprache, München 1970

DÖRNER, K. & PLOG, U. »Irren ist menschlich«, Wunstorf 1978

DROSTE-HÜLSHOFF, A. von, Der Knabe im Moor. In: T. ECHTERMEYER, Deutsche Gedichte von den Anfängen bis zur Gegenwart, Düsseldorf 1960

EBNER-ESCHENBACH, M. von, Ein kleines Lied. In: T. ECHTERMEYER, Deutsche Gedichte von den Anfängen bis zur Gegenwart, Düsseldorf 1960

GRAF, E., Sinnesorgan Ohr, Lernen an Stationen im Biologieunterricht, Heidelberg 2007

»GEBET EINES INDIANERHÄUPTLINGS«‹«, stammt von einem Plakat der »action 365«, Frankfurt

GOETHE, J. W. von, Erlkönig. In: T. ECHTERMEYER, Deutsche Gedichte, Düsseldorf 1960

HOFSTÄTTER, P., Psychologie, Frankfurt 1957

HUBER, H., Randvoll mit Liebe. In: Augenblicke in Worten, Gedichte, Darmstadt 1992

HÜMMER, H., Verschenke in all den Tagen eine Stunde an dich. Die allem Besinnen entsagen, verlieren sich, Wörthersee 1982

JÜRGENS, U., Zitat in: Frau im Spiegel, 36, 1994

KASTEN, E., Die irreale Welt in unserem Kopf – Halluzinationen, Visionen, Träume, München 2008

KEEN, M. L., Die Welt des Schalls, Reihe: Was ist das?, Bd. 28, Hamburg 1964

KLAFKI, H., Meine Stimmen – Quälgeister und Schutzengel, Berlin 2006

KLEMM, S., Ich kann dich gut verstehen, Freiburg 1991

KLEMM, S., Sternensplitter, München 1989

KRECH, D. & CRUTCHFIELD, R. S., Grundlagen der Psychologie, Bd. 2, Weinheim 1972

LILIENCRON, D. von, Das Ohrenspiel Abdallahs. In: T. ECHTERMEYER, Deutsche Gedichte von den Anfängen bis zur Gegenwart, Düsseldorf 1960

MONJE, M., Sinnesorgane. In: Lexikon der Psychologie, hrsg. von W. ARNOLD, H. J. EYSENK, R. MEILI, Freiburg 1972

»NACHTWÄCHTERLIED«, Volkslied, Übersetzung nach dem alemannischen »Wächterruf« von J. von EICHENDORFF

NIETZSCHE, F., Also sprach Zarathustra. In: Kröners Taschenausgabe, 12 Bde, Stuttgart 1941

RILKE, R.M., Der Panther. In: T. ECHTERMEYER, Deutsche Gedichte von den Anfängen bis zur Gegenwart, Düsseldorf 1960

ROHRACHER, H., Einführung in die Psychologie, Wien 1971

RUCH, F.L. & ZIMBARDO, P.G., Lehrbuch der Psychologie, Berlin 1974

SAINT-EXUPÉRY, A. de, Der kleine Prinz, Düsseldorf 1967

SCHULZ von THUN, F., Mit einander reden, Bd, 1 und 2, Reinbek bei Hamburg 1981

VATER UNSER, aus der Aramäischen Peshita-Version ins Englische übersetzt von G. LAMSA, deutsche Bearbeitung von N. DOUGLAS-KLOTZ, neue Bearbeitung von J. E. BERENDT; daneben die gewohnte deutsche Übersetzung nach der Septuaginta-Vulgata-Version von MARTIN LUTHER. In: J. E. BERENDT, Ich höre – also bin ich, Freiburg 1989

VOGEL, G. & ANGERMANN, H., DTV-Atlas zur Biologie, Tafeln und Texte, München 1969

Schriftzitate sind der Einheitsübersetzung der Heiligen Schrift, Katholische Bibelanstalt, Stuttgart 1980, entnommen.

Hilfreiche Internetseiten zum Thema Hören:

Aufbau und Funktion der Ohren	www.tatort-ohr.de/pdf/FolienLaerm.pdf
Infos über das Ohr	http://symptomat.de/Ohr
Hörschäden	www.hoeren-heute.de/hoerschaden.htm
Ohrkrankheiten	www.ohrenkrankheiten.net/
Infos zur Hörberatung	www.fgh-info.de/
Erkrankungen am Ohr	www.dr-gumpert.de/html/ohr_hno.html www.medizinfo.de/ohren/aussen/start.shtml
Hals-Nasen-Ohren	www.gesundheit.de/krankheiten/hals-nasen-ohren
Fluglärm	www.fluglaerm.de www.nachtflugverbot-leipzig.de/
Von der Gewohnheit zur Abhängigkeit	www.kenn-dein-limit.info/von-gewohnheit-zu-abhaengigkeit.html
Akustische Halluzinationen	www.stimmenhoeren.de
Akustischer Ratgeber für das Leben mit Kindern	www.hoerstadt.at/files/downloads/125/hoerstadtratgeberkinderundhoeren.pdf
Wege aus der Sucht	www.kenn-dein-limit.de/alkohol/alkoholabhaengigkeit/
Ohreninfektionen	www.infektionsschutz.de/krankheitsbilder/ohrinfektionen/
Sprichwörter und Aphorismen zum Thema Hören	www.aphorismen.de

NINA BRENKE

All your secret SONGS

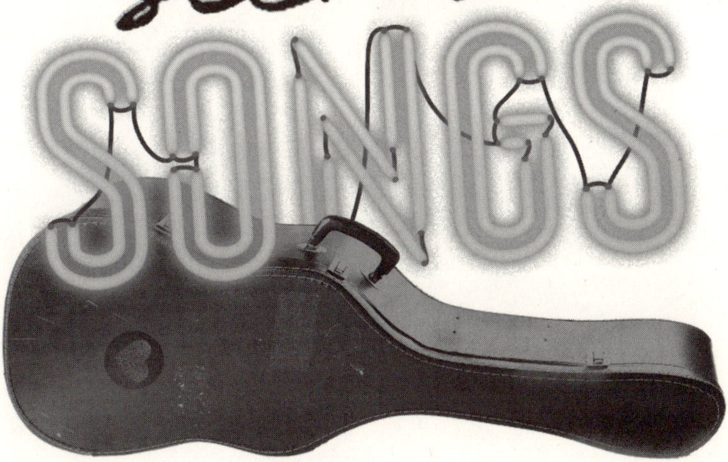

Moon Notes

Originalausgabe
1. Auflage

Lektorat: Jara Dressler

Satz: Sabine Conrad, Bad Nauheim
Druck und Bindung: GGP Media GmbH,
Karl-Marx-Straße 24, 07381 Pößneck, Deutschland
Printed: 2024
ISBN: 978-3-96 976-051-2

www.moon-notes.de